...mejja
Houria Dhouib
Abdelmonem Ghorbel

Cholestéatome de l'enfant

Malek Mnejja
Houria Dhouib
Abdelmonem Ghorbel

Cholestéatome de l'enfant

étude épidémiologique,diagnostique et thérapeutique

Presses Académiques Francophones

Mentions légales / Imprint (applicable pour l'Allemagne seulement / only for Germany)
Information bibliographique publiée par la Deutsche Nationalbibliothek: La Deutsche Nationalbibliothek inscrit cette publication à la Deutsche Nationalbibliografie; des données bibliographiques détaillées sont disponibles sur internet à l'adresse http://dnb.d-nb.de.
Toutes marques et noms de produits mentionnés dans ce livre demeurent sous la protection des marques, des marques déposées et des brevets, et sont des marques ou des marques déposées de leurs détenteurs respectifs. L'utilisation des marques, noms de produits, noms communs, noms commerciaux, descriptions de produits, etc, même sans qu'ils soient mentionnés de façon particulière dans ce livre ne signifie en aucune façon que ces noms peuvent être utilisés sans restriction à l'égard de la législation pour la protection des marques et des marques déposées et pourraient donc être utilisés par quiconque.

Photo de la couverture: www.ingimage.com

Editeur: Presses Académiques Francophones est une marque déposée de
Südwestdeutscher Verlag für Hochschulschriften GmbH & Co. KG
Heinrich-Böcking-Str. 6-8, 66121 Sarrebruck, Allemagne
Téléphone +49 681 37 20 271-1, Fax +49 681 37 20 271-0
Email: info@presses-academiques.com

Produit en Allemagne:
Schaltungsdienst Lange o.H.G., Berlin
Books on Demand GmbH, Norderstedt
Reha GmbH, Saarbrücken
Amazon Distribution GmbH, Leipzig
ISBN: 978-3-8381-8868-3

Imprint (only for USA, GB)
Bibliographic information published by the Deutsche Nationalbibliothek: The Deutsche Nationalbibliothek lists this publication in the Deutsche Nationalbibliografie; detailed bibliographic data are available in the Internet at http://dnb.d-nb.de.
Any brand names and product names mentioned in this book are subject to trademark, brand or patent protection and are trademarks or registered trademarks of their respective holders. The use of brand names, product names, common names, trade names, product descriptions etc. even without a particular marking in this works is in no way to be construed to mean that such names may be regarded as unrestricted in respect of trademark and brand protection legislation and could thus be used by anyone.

Cover image: www.ingimage.com

Publisher: Presses Académiques Francophones is an imprint of the publishing house
Südwestdeutscher Verlag für Hochschulschriften GmbH & Co. KG
Heinrich-Böcking-Str. 6-8, 66121 Saarbrücken, Germany
Phone +49 681 37 20 271-1, Fax +49 681 37 20 271-0
Email: info@presses-academiques.com

Printed in the U.S.A.
Printed in the U.K. by (see last page)
ISBN: 978-3-8381-8868-3

Introduction :
Malades et Méthodes :

INTRODUCTION :

Le cholestéatome de l'enfant, un vieux sujet certes, ayant suscité au fil des générations d'otologistes autant d'intérêt et de passion, continue, aujourd'hui, à être un sujet d'actualité vu les multiples controverses qui l'entourent à plusieurs niveaux.

La particularité de la pathologie cholestéatomateuse chez l'enfant ne se résume pas uniquement à la présence de cholestéatomes congénitaux. Les cholestéatomes acquis, tant par leurs caractéristiques cliniques que par leur évolution et leur prise en charge, constituent une entité à part.

Sur le plan thérapeutique, le choix de la technique opératoire reste encore un sujet de controverse. En effet, certains auteurs privilégient une technique presque exclusive, que ce soit la tympanoplastie en technique ouverte ou la tympanoplastie en technique fermée. D'autres utilisent fréquemment les deux techniques.

Durant les dernières années, les otologistes se sont intéressés de plus en plus à l'étude, d'une part des facteurs de risque de récurrence cholestéatomateuse et d'autre part des facteurs influençant le résultat fonctionnel, dont l'objectif d'établir une stratégie et des recommandations dans la prise en charge thérapeutique du cholestéatome de l'enfant.

Nous avons réalisé une étude rétrospective à propos de 74 enfants (78 oreilles opérées) porteurs d'un cholestéatome de l'oreille moyenne traités dans le service d'ORL et de chirurgie cervico-faciale du CHU Habib Bourguiba à Sfax dans la période comprise entre 1982 et 2004.

Les buts de ce travail étaient :
- Etablir un profil clinique et audiométrique des enfants porteurs d'otite moyenne chronique cholestéatomateuse
- Etudier les facteurs prédictifs de récidive cholestéatomateuse et ceux prédictifs de bons résultats fonctionnels.
- Etablir des recommandations affinant notre stratégie de prise en charge des cholestéatomes de l'enfant.

Malades :

Notre travail a consisté à étudier 83 cas de cholestéatome de l'enfant traités dans le service d'ORL et de chirurgie cervico-faciale de CHU Habib Bourguiba Sfax.

Il s'agit d'une étude rétrospective portée sur 74 enfants, traités pendant la période comprise entre 1982 et 2004 pour cholestéatome de l'oreille moyenne (soit 78 oreilles).

Seuls les enfants opérés pour un cholestéatome évident ont été retenus dans cette étude. Ceux opérés pour poche de rétraction simple sans cholestéatome ont été exclus de notre étude.

Selon l'OMS, est considéré comme enfant tout sujet âgé de 16 ans ou moins. Dans notre série, nous n'avons inclus que les enfants ayant 16 ans ou moins au premier temps opératoire.

Méthodes :

1. Recueil des données :

Tous les malades ont été hospitalisés dans le service d'ORL soit par le biais de la consultation externe soit après transfert du service de neurochirurgie après une prise en charge d'une complication endocrânienne révélatrice de la maladie

Pour le recueil des données, nous avons exploité le dossier médicochirurgical du malade en utilisant une fiche analytique préétablie.
De chaque dossier, nous avons relevé :

- **Le sexe, l'âge, l'origine, les antécédents otologiques, ORL et généraux de l'enfant et le motif de consultation.**
- **Les données cliniques préopératoires :**
  - l'examen sous microscope de l'oreille atteinte (otorrhée, poche de rétraction, cholestéatome sur poche de rétraction, perforation tympanique avec épidermose, atticotomie…)

- le statut de l'oreille controlatérale
- l'état de l'audition de l'oreille malade et de l'oreille controlatérale sur l'examen audiométrique tonal. L'audiométrie vocale n'a été faite en aucun cas vue qu'on n'en dispose pas dans notre institution.

- **Relecture** des examens radiologiques standards et tomodensitométriques en précisant : l'état de pneumatisation mastoïdienne sur les radiographies en incidence de Schuller, l'état de la chaîne et la présence ou non de complications endocrâniennes sur l'examen tomodensitométrique ainsi que l'extension du cholestéatome.
- **Les résultats des examens bactériologiques et histopathogiques** s'ils existent.

- **Les données peropératoires :**
  - L'état de la membrane tympanique.
  - L'aspect du cholestéatome, ses extensions, son point de départ.
  - L'état de la muqueuse de la caisse : normal, inflammatoire, polypoïde..
  - L'état de la chaîne ossiculaire : intacte, absente, lysée, malformée…
  - L'état de l'antre et des cellules mastoïdiennes.
  - La technique chirurgicale : tympanoplastie en technique fermée ou une tympanoplastie en technique ouverte avec ou sans ossiculoplastie.

- **Les résultats anatomiques :**
  - Etat de la greffe : complète en place, contrôlable, perforée, superficialisée…
  - Etat de la cavité d'évidement : propre, infectée, épidermisée, contrôlable …
  - Etat de la méatoconchoplastie : large, rétrécie …
  - Présence ou non de cholestéatome résiduel.

- **Les résultats fonctionnels :**
  L'analyse de nos résultats fonctionnels a été basée sur le calcul des paramètres audiométriques suivants :

- La perte moyenne initiale en conduction aérienne : c'est le seuil moyen préopératoire.
- Perte moyenne initiale en conduction osseuse.
- Perte moyenne finale en conduction aérienne : c'est le seuil moyen postopératoire.
- Perte moyenne finale en conduction osseuse.
- Gain moyen final : c'est la différence entre la perte moyenne initiale en conduction aérienne et la perte moyenne finale en conduction aérienne. Un gain moyen 10dB a été considéré comme audition inchangée.
- Rinne moyen résiduel : différence entre la perte moyenne finale en CA et la perte moyenne finale en CO.

Les moyennes ont été calculées sur les fréquences 0,5 ; 1 et 2 KHz.

Nous avons considéré qu'il y ait une labyrinthisation lorsque la perte en conduction osseuse a été > 20 dB à 4000 Hz.

- **Surveillance :**
  - La surveillance postopératoire immédiate a consisté à rechercher une complication fonctionnelle (vertige, cophose, paralysie faciale) et à dépister une infection postopératoire.
  - Recherche de signes de récidive.
  - Evaluation du gain auditif en fonction du temps.

2. Les méthodes statistiques :

Dans ce travail, nous avons procédé à l'étude de certaines variables pour chercher des facteurs de risque éventuels de survenue d'une récidive cholestéatomateuse ; et des facteurs prédictifs de bons résultats fonctionnels.

Le traitement statistique a été de deux types : une étude descriptive et une étude analytique.

2.1. L'étude descriptive :

Nous avons exprimé les variables quantitatives en moyennes et les variables qualitatives en fréquences.

2.2. L'étude analytique :

Elle a consisté à comparer les deux groupes de patients, partagés selon la présence ou non de facteurs prédictifs de récidive ou d'un bon résultat fonctionnel.

Cette étude n'a pu être qu'une analyse uni variée vu que l'effectif de nos malades était relativement faible et que la récidive, dans notre série, était un phénomène rare. L'analyse multivariée n'était donc pas possible.

Nous avons utilisé :
- le test de **Student** pour rechercher une relation statistique entre la récidive cholestéatomateuse et les facteurs de risque quantitatifs.
- le test de **chi deux** ou le test exact de **Fisher** pour chercher une relation statistique entre la récidive cholestéatomateuse et les facteurs de risque qualitatifs. Dans le cas où le test de **chi deux** classique n'était pas applicable, nous avons utilisé un test proposé par **O'quigley** pour comparer plusieurs fréquences lorsque les effectifs théoriques sont faibles.

Le seuil de signification :
Le seuil de signification statistique a été fixé à 5%.
Le degré de signification dépend de la valeur de p trouvée :
- pour $0,01 \leq p < 0,05$: le test est dit significatif.
- Pour $0,001 \leq p < 0,01$: le test est dit très significatif.
- Pour $p \leq 0,001$: le test est dit hautement significatif.

Nous avons détaillé les facteurs étudiés et les groupes à comparer dans le Tableau I.

Tableau I : Les facteurs étudiés dans l'analyse univariée.

Facteur étudié	Les groupes à comparer
Age	**Enfants < 7 ans Vs Enfants ≥7 ans**
Sexe	**Masculin Vs Féminin**
Durée d'évolution préopératoire	**Durée < 2ans Vs Durée ≥ 2 ans**
L'existence de complication	**Oui Vs Non**
Le seuil auditif initial moyen	**Seuil < 40 dB Vs Seuil ≥ 40 dB**
La présentation du cholestéatome	**En sac Vs Diffluent**
La localisation du cholestéatome dans la caisse	**Localisation antérieure Vs Localisation postérieure**
	Localisation mésotympanique Vs Localisation atticale
	Atteinte de la région des fenêtres : Oui Vs Non
	Atteinte de la fossette sus-tubaire : Oui Vs Non
	Atteinte de l'hypotympanum : Oui Vs Non
	Atteinte du sinus tympani : Oui Vs Non
Etendue du cholestéatome	**Localisé à la caisse Vs étendue en dehors de la caisse**
Etat de la chaîne	**Intacte Vs Lysée**
Etat de l'étrier	**Intact Vs Lysé**
Technique opératoire	**Fermée Vs Ouverte**

Résultats

Epidémiologie :

1. Incidence :

Nous avons réparti nos malades par année pour en conclure l'incidence annuelle des cholestéatomes de l'enfant opérés dans notre service (Figure 1).

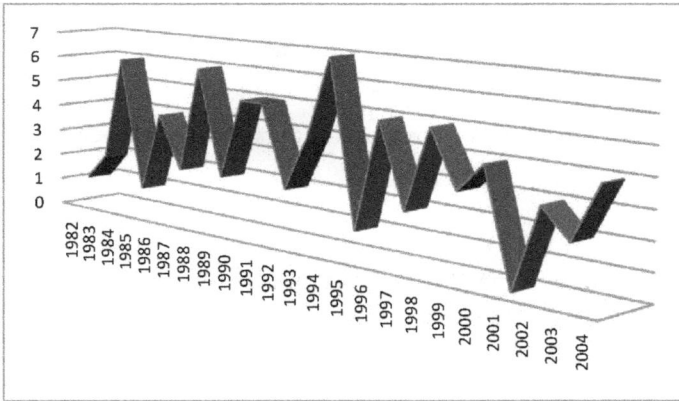

Figure 1: Incidence des cholestéatomes opérés.

L'incidence des cholestéatomes de l'enfant opérés dans notre service a atteint un pic, en 1994, de 7 nouveaux cas.

L'incidence annuelle moyenne était de 3,21 nouveaux malades par an.

Il est à noter que ce taux variait selon les années mais il n'était pas en évolution régulière.

2. Age :

L'âge moyen de nos malades, au moment du diagnostic, était de 11,82 ans avec des extrêmes de 1 et 16 ans (Figure 2).

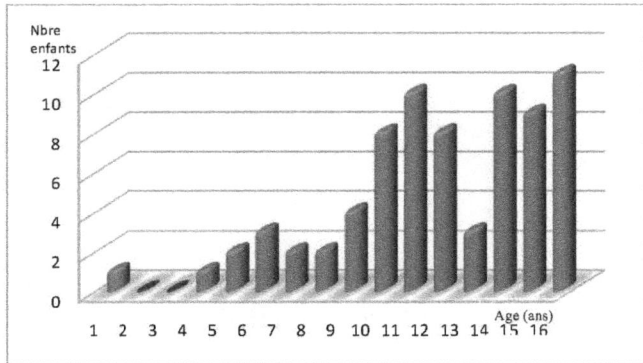

Figure 2 : Pyramide des âges des enfants de notre série.

On remarque que 80% de nos malades avaient un âge supérieur ou égal à 10 ans.

3. Sexe :

Notre série a comporté 38 garçons et 36 filles ce qui établit un Sex ratio de 1,05 en faveur du sexe masculin (Figure 3).

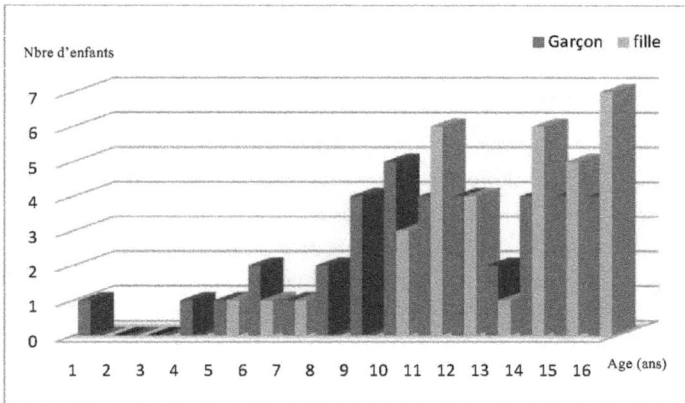

Figure 3 : Répartition des enfants selon l'âge et le sexe.

4. Antécédents :

4.1. Les antécédents ORL :

4.1.1. Les antécédents otologiques :

4.1.1.1. Les antécédents de l'oreille atteinte : (Tableau II)

Des antécédents otologiques homolatéraux ont été retrouvés chez 7 malades :
- o Quatre enfants ont été suivis pour otite séromuqueuse dont un a bénéficié de la mise d'un aérateur trans-tympanique.
- o Les antécédents de chirurgie otologique ont été retrouvés chez trois enfants qui ont été opérés, hors de notre service :
  - Deux enfants ont bénéficié d'une tympanoplastie en technique fermée pour otite cholestéatomateuse et qui ont été repris dans notre service.
  - Un enfant a été opéré pour décompression du nerf facial suite à une fracture du rocher.
- o L'otite moyenne aigue n'a été signalée dans aucun cas.

Tableau II : Antécédents de l'oreille atteinte.

OMA	0 cas
OSM	4 cas
ATT	1 cas
Tympanoplastie en TF pour otite cholestéatomateuse	2 cas
Décompression du nerf facial suite à une fracture du rocher	1 cas

4.1.1.2. Les antécédents de l'oreille controlatérale :

Quatre malades ont été déjà opérés de l'oreille controlatérale hors de notre service :
- o deux malades ont eu une tympanoplastie pour otite moyenne chronique simple et qui avaient de bons résultats anatomiques lors de leur première consultation dans notre service.
- o les deux autres ont eu une tympanoplastie en technique fermée pour otite moyenne chronique cholestéatomateuse.

4.1.2. Les autres antécédents ORL :
- o Les antécédents d'amygdalectomie ont été retrouvés chez 9 enfants. Elle était associée à une adénoïdectomie dans 5 cas.

o Une obstruction nasale par déviation de cloison nasale a été retrouvée chez un seul malade qui a eu par la suite une septoplastie.

4.2. Les antécédents généraux :
o Une malade a été porteuse d'un syndrome de Turner.
o Un retard mental a été retrouvé dans deux cas dont un était associé à un strabisme congénital.
o Un terrain atopique a été retrouvé dans 1 seul cas.

Etude clinique :

1. Circonstances de découverte :

1.1. Les signes fonctionnels : (Tableau III)
▪ **L'otorrhée** a représenté le signe fonctionnel majeur motivant les parents à amener leurs enfants à consulter. Elle a été présente chez 71 enfants soit 96% des cas. Elle était fétide dans 43 cas soit 60% des cas et rebelle au traitement médical dans 16 cas soit 22,5% des cas.

▪ **L'hypoacousie** passe, généralement, inaperçue surtout chez le jeune enfant. Elle a été mentionnée chez 40 enfants soit 54% des cas. Seule, elle a été une circonstance de découverte d'un cholestéatome de l'enfant dans un seul cas.

▪ **L'otalgie** a été notée dans 20 cas soit 27% des cas.

▪ **Les acouphènes** ont été signalés par 14 enfants soit 19% des cas.

▪ **La notion d'une sensation vertigineuse brève et vague** sans véritable vertige rotatoire a été mentionnée par 5 enfants soit 6% des cas.

Tableau III : Les signes fonctionnels révélateurs de la maladie.

Signe fonctionnel	Nombre de malades (%)
Otorrhée	71 (96%)
Hypoacousie	40 (54%)
Acouphènes	14 (19%)
Sensations vertigineuses	5 (6%)

1.2. Les complications :

Les complications ont été le mode de révélation de 33 cholestéatomes de l'enfant parmi 78 soit 42% des cas.

▪ **La mastoïdite** a été la complication la plus fréquente. Elle a révélé le cholestéatome dans 26 cas soit 33%. Elle était associée à une méningite dans un cas.

▪ **La méningite** a été révélatrice de la maladie dans 5 cas soit 6,4% des cas. Elle était associée à un abcès cérébral dans 2 cas.

▪ **L'abcès cérébral** a été le mode de révélation de 3 cholestéatomes de l'enfant soit 3,8% des cas.

▪ **La paralysie faciale** a été une circonstance de découverte dans un seul cas.

1.3. Découverte fortuite :

Dans notre série, aucun cholestéatome n'a été découvert lors d'un examen systématique.

2. Délai de consultation :

La durée moyenne d'évolution de la symptomatologie, était de 38,74 mois avec des extrêmes de 7 jours et 10 ans (Tableau IV).

Tableau IV : Répartition des oreilles opérées selon de délai de consultation.

Durée d'évolution	Nombre d'oreilles	%
< 6 mois	17	22
≥ 6 mois et < 1 an	3	4
≥ 1 an et < 2 ans	8	10
≥ 2 ans et < 5 ans	28	36
≥ 5 ans	22	28

La durée d'évolution de la symptomatologie a été supérieure à 2 ans dans 64% des cas et supérieure à 5 ans dans 28% des cas. En effet, 61,36% des patients étaient d'origines rurales et issus de milieux défavorisés.

3. Latéralité :

Nous n'avons pas trouvé une prédominance de côté atteint dans l'ensemble de notre série. En effet, parmi les 83 cholestéatomes, 41 ont touché le côté droit (49,4%) et 42 ont touché le côté gauche (49,6%). L'atteinte bilatérale était retrouvée chez 9 enfants soit 12% de toute la série.

4. Examen de l'oreille atteinte :

Les données de l'otoscopie et de l'examen sous microscope de l'oreille atteinte au moment du diagnostic ont été décrites pour 68 oreilles.

4.1. Le conduit auditif externe :

Au moment du diagnostic, *les sécrétions purulentes* dans le conduit auditif externe ont été retrouvées dans 12 cas.

Le polype inflammatoire du conduit auditif externe a été retrouvé dans 31 cas soit 45,6%. Il était attical dans quatre cas ; il comblait tout le fond du conduit sans pouvoir déduire son origine dans 27 cas. Une étude anatomopathologique a été réalisée dans cinq cas montrant l'aspect inflammatoire de la masse sans signes de cholestéatome.

4.2. Le tympan :

L'examen sous microscope du tympan a montré :

4.2.1. Tympan complet :

Un tympan complet a été retrouvé dans trois cas.

4.2.2. Une perforation tympanique :

La perforation tympanique a été retrouvée dans 36 cas soit 53% des cas :
- Perforation de la *Pars flaccida* (*Schrapnell*) dans 3 cas.
- Perforation de la *Pars tensa* dans 33 cas soit 92%. Elles étaient marginales dans 9 cas soit 27% des cas.

Les différents types de perforations ont été schématisés dans la figure 4.

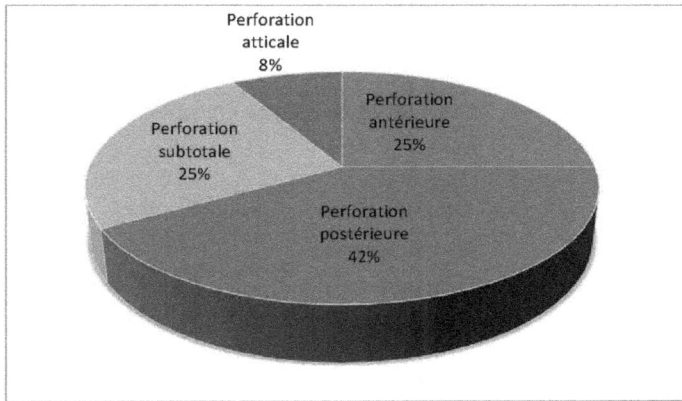

Figure 4: Répartition des perforations tympaniques selon leurs sièges.

4.2.3. Une poche de rétraction :
Une PDR a été retrouvée dans 15 cas soit 22% (15/68) des cas. Elle était postérieure dans 13 cas, atticale dans 2 cas. La poche était fixée dans 13 cas et non contrôlable dans 9 cas.

4.2.4. Une atticotomie spontanée :
L'atticotomie a été retrouvée dans 19 cas soit 28% (19/68) des cas.

4.2.5. Un cholestéatome :
Le cholestéatome était été évident dès le premier examen dans 34 cas soit 50% de l'ensemble de notre série.

Les découvertes de l'examen de l'oreille atteinte sont détaillées dans le tableau V.

Tableau V : L'examen de l'oreille atteinte.

Examen otoscopique	Nombre (%)
Etat du CAE	
Otorrhée	12 (17,6%)
Polype infl	31 (45%)
Etat du tympan	
Tympan complet	3 (4,4%)
Perforation	36 (53%)
PDR	15 (22%)
Atticotomie	19 (28%)
Cholestéatome	34 (50%)

5. **Examen de l'oreille controlatérale :**

L'examen otoscopique de l'oreille controlatérale a été décrit chez 70 malades.

▪ L'aspect d'un tympan complet et normal a été retrouvé chez 49 malades soit 70% des cas.

▪ Une otite séromuqueuse a été retrouvée dans un seul cas.

▪ Une poche de rétraction non compliquée a été décelée dans 3 cas.

▪ Des séquelles d'otite moyenne chronique simple ont été objectivées dans 11 cas dont deux cas étaient déjà opérés, hors de notre service, avec de bons résultats.

▪ Une otite moyenne chronique cholestéatomateuse controlatérale a été retrouvée dans 9 cas soit 12% des cas (9/74) :
  • **Deux ont été déjà opérés hors de notre service** en technique fermée :
    - Le premier avait, à l'examen, de bons résultats anatomiques et fonctionnels.

- Le deuxième avait une otorrhée persistante avec un polype inflammatoire du conduit et perforation de la greffe sans cholestéatome évident. Ce malade a été repris dans notre service avec la découverte en peropératoire d'une hernie cérébrale massive comblant l'attique rendant l'exploration de la caisse impossible. L'intervention a été interrompue avec comblement de la cavité par du muscle temporal et gelfoan. Cet enfant est parti par la suite à l'étranger pour se faire opérer pour un troisième temps opératoire.

• **Chez les malades pris en charge de première main** (7 malades), on a trouvé un cholestéatome évident dans 5 cas, une perforation atticale dans un cas et une perforation postérieure marginale dans un cas. Trois malades, seulement on été opérés et quatre ont été perdus de vue avant d'être opérés de l'oreille controlatérale.

6. Le reste de l'examen ORL :
Un examen ORL complet a été systématique pour tous nos malades.

6.1. Examen neuro-vestibulaire :
Un nystagmus vertical spontané a été retrouvé chez un seul malade dans les suites opératoires immédiates d'un drainage neuro-chirurgical d'un abcès cérébral compliquant son otite cholestéatomateuse.

Le signe de la fistule était négatif chez tous nos malades ainsi que le reste de l'examen vestibulaire.

Lors de l'admission dans notre service, aucun signe méningé n'a été retrouvé chez tous nos malades.

Une paralysie faciale périphérique a été retrouvée chez deux de nos malades :
o Observation 1 : enfant âgé de 14 ans, aux antécédents d'otorrhée fétide gauche, a été amené par ses parents à consulter pour une asymétrie faciale évoluant depuis 10 jours. L'examen a trouvé une paralysie faciale périphérique avec un testing de 15,5/30, une otorrhée fétide et un polype inflammatoire comblant le conduit auditif externe. L'audiométrie a montré une surdité de transmission à 60dB. Le scanner a objectivé un cholestéatome antro-attical avec lyse ossiculaire. En peropératoire, on a découvert une épidermose infectée occupant le mésotympanum, l'attique

23

et l'antre avec un aspect dénudé de la 3ème portion du nerf facial. Le malade a eu une tympanoplastie en technique ouverte. Les suites opératoires étaient simples avec un état stationnaire de l'audition et une récupération quasi complète de la paralysie faciale. Le testing à 1 mois postopératoire était de 27,5/30.

○ Observation 2 : Enfant âgé de 10 ans opéré, hors de notre service, d'une décompression du nerf facial, pour paralysie faciale post-traumatique suite à une fracture du rocher, et qui a gardé une paralysie faciale séquellaire. Il nous a consultés, 5 ans après, pour otorrhée fétide rebelle au traitement médical associée à une hypoacousie. L'examen a trouvé une perforation atticale avec aspiration de cholestéatome. Le testing était de 7/30. L'audiométrie a montré une surdité de transmission à 45dB. En peropératoire, on a trouvé un énorme cholestéatome comblant l'attique et le mésotympanum s'étendant vers le ganglion géniculé et la pointe du rocher. Le malade a eu une exérèse des lésions avec tympanoplastie en technique ouverte. Les suites opératoires étaient simples avec des résultats anatomiques et fonctionnels satisfaisants et état stationnaire de la paralysie faciale. Le recul est de 24 mois.

Le reste de l'examen neurologique était sans anomalies chez tous nos malades, en particulier absence de déficit neurologique.

Un strabisme congénital a été observé chez un malade ayant un retard mental associé.

6.2. Examen des fosses nasales:
Une déviation de la cloison nasale a été objectivée chez deux malades dont un a eu en 2ème temps une septoplastie.
Une hypertrophie des cornets inférieurs a été retrouvée dans 6 cas.

6.3. Examen de la cavité buccale :
Il a montré des amygdales hypertrophiées obstructives chez trois malades.

6.4. Examen du cou :
Un appendice pré-auriculaire a été retrouvé chez l'enfant ayant le retard mental et le strabisme congénital.

Absence d'anomalies cervicales décelées, en particulier absence de kystes ou fistules.

Les données paracliniques :

1. Les données audiométriques :

   1.1. Audiométrie tonale liminaire :
   o L'audiométrie préopératoire a été pratiquée chez 60 enfants (64 oreilles).
   o Une surdité de transmission a été retrouvée dans 45 cas soit 72% des cas.
   o Une surdité mixte a été objectivée dans 13 cas soit 20% des cas.
   o Une cophose préopératoire a été notée dans un cas.
   o Une audition normale a été observée chez un seul enfant.

L'analyse des audiogrammes de l'ensemble des malades a trouvé un Rinne moyen initial de 33,5 dB avec des extrêmes de 0 et 50dB et un seuil moyen (perte moyenne initiale) de 52,33 dB avec des extrêmes de 10 et 100 dB.
Le Rinne moyen était 10,12dB à 500Hz, 13,54dB à 1000Hz, 19,37dB à 2000Hz et 25,61dB à 4000Hz.
Le seuil moyen était de 48,41dB à 500Hz, 52,8 à 1000Hz, 49dB à 2000Hz et 49,87dB à 4000Hz.
Ces valeurs nous ont permis de tracer un audiogramme représentatif de tous les malades (Figure 5).

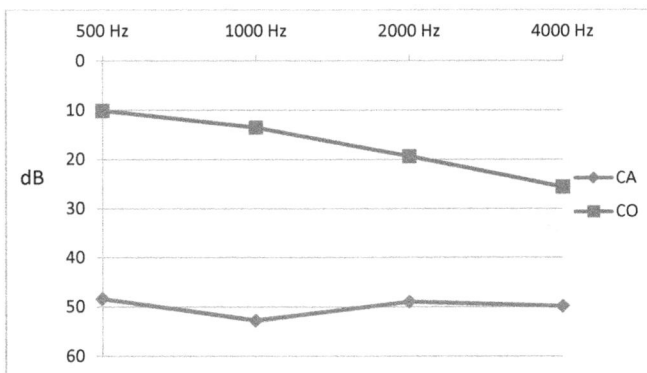

Figure 5 : Audiogramme préopératoire représentatif de nos malades.

La perte moyenne initiale en conduction aérienne était supérieure à 40dB dans 50 cas soit 78% des cas.

La répartition de nos malades selon la perte moyenne initiale en conduction aérienne est détaillée dans le graphique suivant (Figure 6).

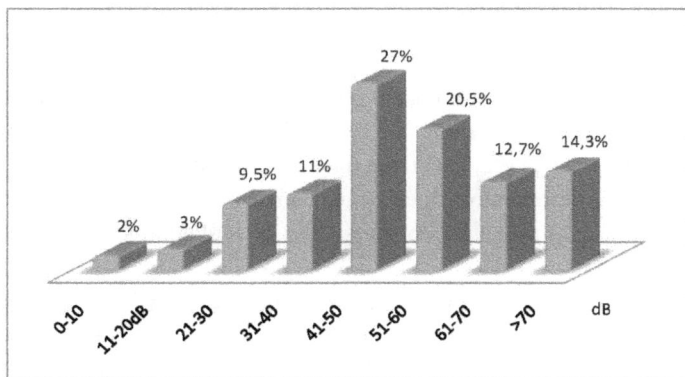

Figure 6 : Répartition des malades selon le seuil moyen préopératoire.

Le Rinne moyen préopératoire est de 35,5 dB. Le tableau VI fait état de la répartition des malades en fonction du Rinne moyen initial.

Tableau VI : Répartition des oreilles opérées selon le Rinne moyen initial.

Rinne moyen initial	% d'oreilles
≤ 20 dB	9,5
21- 40 dB	58
≥ 40 dB	32,5

On remarque que seulement 9,5% des oreilles opérées avaient un Rinne moyen initial inférieur à 20 dB.

1.2. Impédencemétrie :

1.2.1. Le tympanogramme :
Le tympanogramme de l'oreille atteinte a été réalisé dans 26 cas. Il était normal dans un seul cas. La courbe était en dôme décalé vers les pressions négatives dans 6 cas soit 23% des cas et absence de compliance dans 19 cas soit 73% des cas.

Le tympanogramme de l'oreille controlatérale a été réalisé 17 cas. Il était normal dans 10 cas soit 59% des cas, en dôme en 3 cas soit 17% des cas et non compliante dans 4 cas soit 24% des cas.

1.2.2. Le reflexe stapédien :
Il était absent dans tous les cas où il était réalisé.

1.3. Les potentiels auditifs évoqués :
Ils n'ont été réalisés dans aucun cas.

2. Les données radiologiques :

2.1. L'incidence de Schüller :
L'incidence de Schüller a été réalisée dans 30 cas. Elle a montré une lyse osseuse dans 3 cas soit 10% et une éburnation mastoïdienne dans 25 cas soit 83%. Elle était normale dans deux cas seulement soit 6,6%.

2.2. La tomodensitométrie :
La pratique d'un scanner préopératoire n'était pas systématique dans notre série. Il a été réalisé dans 16 cas à la recherche essentiellement d'une complication endocrânienne. Il a mis en évidence un abcès cérébral dans 3 cas et une thrombose du sinus latéral dans 6 cas.

Seulement deux scanners des rochers ont pu être explorés.

Aucun cas de fistule péri-lymphatique n'a été objectivé.

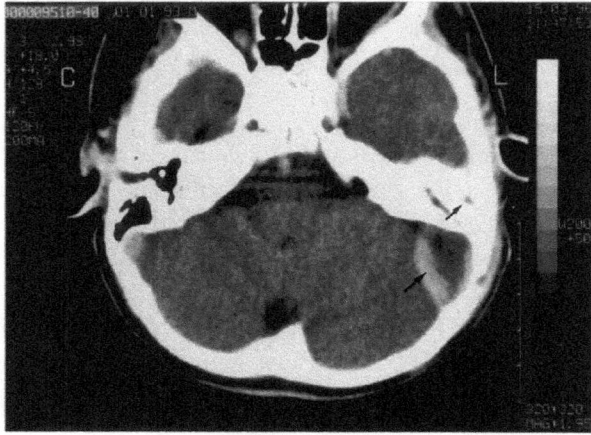

Figure 7 : Scanner cérébral en coupe axiale après injection de produit de contraste : otomastoïdite gauche compliquée d'un abcès de la fosse postérieure.

Un scanner postopératoire a été réalisé dans deux cas à la recherche d'une récidive cholestéatomateuse. Il a pu confirmer la récidive cholestéatomateuse dans un cas et il était insuffisant pour différencier entre une récidive cholestéatomateuse et le tissu inflammatoire dans l'autre cas.

2.3. L'imagerie par résonance magnétique :

L'IRM a été demandée dans le seul cas où le scanner postopératoire était insuffisant pour différencier entre une récidive cholestéatomateuse et le comblement inflammatoire de l'oreille moyenne. Elle a conclu à une fibrose.

3. Les données bactériologiques :

Un prélèvement bactériologique du pus d'oreille a été fait dans 21 cas. Il a conclu à :
- *Pseudomonas aeruginosa* dans 7 cas (37%).
- *Protéus Mirabilis* dans 4 cas (16%).
- Morganelle Morgani dans 3 cas (16%).
- Escherichia coli, Staphylocoque aureus, *Diplocoque gram négatif* dans 14% des cas.
- *Polymicrobien* dans 1 cas (5%).
- Examen négatif dans 3 cas (16%).

Les résultats bactériologiques sont représentés dans la figure 8.

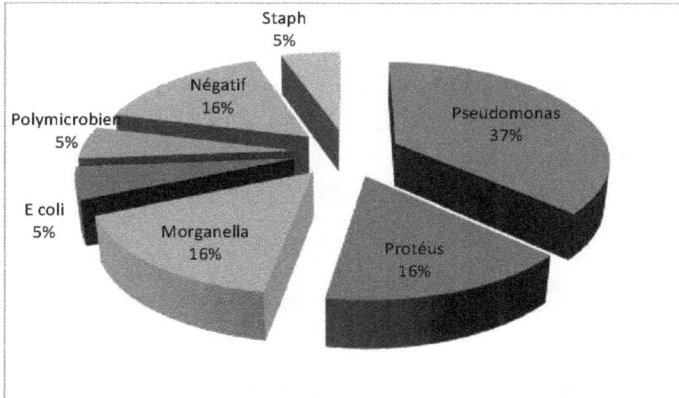

Figure 8 : Profil bactériologique des prélèvements préopératoires.

Dans les cas de complications endocrâniennes, le prélèvement a isolé : *Pseudomonas aeruginosa* dans 2 cas, *Morganelle morgani* dans 2 cas, *Staphylocoque aérus* dans 1 cas et il était négatif dans 1 cas.

Traitement :

1. **Traitement médical :**

   1.1. **En préopératoire :**
   Le traitement médical a consisté en une antibiothérapie en cas d'otorrhée purulente ou une complication infectieuse (mastoïdite, abcès cérébral ou méningite). Elle a été adaptée à l'antibiogramme si prélèvement positif.
   Plusieurs familles d'antibiotiques ont utilisées soit en monothérapie soit en association avec une durée moyenne de 6 jours.
   Les différentes familles utilisées sont : Ampicilline, Amoxicilline-acide clavulanique, Cefotaxime ± Métronidazole ± Gentamycine, Fortum ± Amikacine, et Thiophénicol.

1.2. En postopératoire :

L'antibiothérapie par voie intraveineuse a été prescrite de façon systématique. La durée moyenne était de 10 jours. Les enfants qui ont étaient opérés pour un abcès cérébral ont bénéficié d'une double antibiothérapie de durée moyenne de 17 jours. Le relai par une antibiothérapie par voie orale a été prescrit pour les enfants qui ont été mis sortant avant le 5ème jour postopératoire et ceux qui ont présenté une complication endocrânienne.

Les différentes familles d'antibiotiques prescrites sont : Ampicilline, Amoxicilline-acide clavulanique, Cefotaxime ± Métronidazole ± Gentamycine, Fortum ± Amikacine et Thiophénicol.

2. Traitement chirurgical :

2.1. Traitement du cholestéatome :

Parmi les 83 oreilles atteintes, 78 seulement ont été opérées dans notre service.

2.1.1. Voie d'abord :

Toutes les interventions étaient menées sous anesthésie générale après un examen sous microscope opératoire. La voie d'abord retro-auriculaire a été préconisée chez tous les malades de notre série.

2.1.2. Constatations peropératoires :

2.1.2.1. Etat de la muqueuse de caisse :

L'état de la muqueuse a été précisé dans 30 cas. Elle était saine dans deux cas, inflammatoire dans 5 cas, hyperplasique dans 5 cas, polypoïde dans 13 cas et le siège de granulome de cholestérine dans 5 cas.

2.1.2.2. Le cholestéatome :

2.1.2.2.1. Forme :

La présentation du cholestéatome a été décrite dans 63 comptes rendus opératoires. Il était sous forme d'une perle dans un cas, encapsulé dans 23 cas (36,5%), diffluent dans 39 cas soit 62%. Il était infecté dans 29 cas soit 46% des cas.

2.1.2.2.2. Siège :

Le cholestéatome était limité à l'atrium dans 5 cas et à l'attique dans 12 cas alors qu'il était atrio-attical dans 7 cas.

L'antre mastoïdien a été le site unique de lésions cholestéatomateuses dans 3 cas.

Le cholestéatome était antro-attical dans 19 cas alors qu'il touchait l'antre-attique-atrium dans 22 cas.

Il était uniquement intra-mastoïdien dans un seul cas alors qu'il touchait l'atrium-attique-antre-mastoïde dans 8 cas.

Les différentes régions anatomiques envahies par le cholestéatome sont détaillées dans le tableau VII.

Tableau VII : Siège du cholestéatome.

Les régions anatomiques atteintes	Nbre (%)
Atrium seul	5 (6,5%)
Attique seule	12 (15,6%)
Antre seul	3 (3,9%)
Mastoïde seule	1 (1,3%)
Atrium + Attique	7 (9%)
Attique + Antre	20 (25%)
Atrium + Attique + Antre	22 (28,5%)
Atrium + Attique + Antre + mastoïde	8 (10,2%)

On remarque que l'attique a été la région la plus atteinte par le cholestéatome (79,5%) et ceci aussi bien qu'elle soit isolément envahie ou en association avec les autres structures.

Dans les 3 cas où le tympan était complet, le cholestéatome a été limité au sinus tympani dans un cas, antral dans un cas et occupant l'atrium et l'attique dans le 3ème cas.

2.1.2.2.3.   Origine :

La recherche du point de départ du cholestéatome permet de suspecter l'origine congénitale ou acquise du cholestéatome.

Le cholestéatome congénital, par définition, se développe derrière un tympan complet non cicatriciel. Cependant plusieurs auteurs considèrent qu'un cholestéatome congénital ayant longtemps évolué peut se compliquer d'une perforation du tympan. Dans notre série, la membrane tympanique n'a été complète que dans 3 cas dont un cas elle était cicatricielle.

Pour trier de nos cas restants les cholestéatomes pouvant être d'origine congénitale ayant évolué vers la perforation, nous nous sommes fondés sur la littérature :

1ère théorie : le cholestéatome congénital prend origine le plus souvent au niveau de l'atrium en antéro-supérieur[150], par conséquent nous avons cherché tous les cholestéatomes se développant au niveau de l'atrium antérieure (trompe auditive ± hypotympanum ± manche du tympan ± articulation incudo-malléaire).

2ème théorie : toute otite moyenne chronique cholestéatomateuse de l'enfant associée à une perforation tympanique de siège inhabituel (non postéro-supérieure) est en faveur de l'origine congénitale (***Koltai et coll)*** [131].

Ceci nous a permis de définir un groupe de 13 enfants chez qui le cholestéatome était très probablement congénital. Il s'agissait de 6 garçons et 7 filles ayant un âge moyen de 11,7 ans (ils seront étudiés, ultérieurement, dans un chapitre à part).

2.1.2.2.4.   Extension :

Nous avons étudié l'extension du cholestéatome à des structures connues à avoir un impact sur le résultat anatomique ou fonctionnel (Tableau VIII).

Tableau VIII : Extensions du cholestéatome.

Lieu de l'extension	Nombre (%)
Etrier	29 (37%)
Fossette sus-tubaire	12 (15,4%)
Hypotympanum	1 (1,3%)
Cellules rétro-sinusales	2 (2,5%)
Canal du nerf facial	4 (5%)
Sinus tympani	13 (16,6%)

2.1.2.3. Etat de la chaîne ossiculaire :

La chaîne ossiculaire était complète et intacte dans 10 cas soit 13% des cas, alors qu'elle était atteinte dans 68 cas soit 87% des cas dont 9 cas, elle était totalement absente.

On a observé une lyse du marteau dans 33 cas, une lyse de l'enclume dans 52 cas et de l'étrier dans 17 cas. Cette dernière n'était jamais isolée.

De même une lyse isolée du marteau n'a été observée dans aucun cas.

Aucune malformation de la chaîne n'a été observée.

Les différentes anomalies de la chaîne ossiculaire sont rapportées dans le tableau IX.

Tableau IX : Etat de la chaine ossiculaire.

Etat de la chaîne ossiculaire	Nombre (%)
Complète	10 (13%)
Absente	9 (11,5%)
Lyse du marteau	33 (42%)
Lyse de l'enclume	53 (68%)
Lyse de l'étrier	17 (22%)
Malformation ossiculaire	0

2.1.2.4. Etat des canaux semi-circulaires :

Une fistule labyrinthique a été retrouvée, en peropératoire, dans deux cas : une au niveau du canal supérieur et l'autre au niveau du canal externe.

2.1.2.5. Etat du nerf facial :

Le nerf facial était exposé dans quatre cas. Il était dénudé au niveau de la 2ème portion chez deux malades sans qu'il y ait une traduction clinique et au niveau de la 3ème portion chez deux malades : le 1er ayant la paralysie faciale préopératoire et le 2ème a développé une paralysie faciale postopératoire. Cette paralysie faciale était transitoire dans les 2 cas.

2.1.2.6. Etat du sinus latéral :

Le sinus latéral était procident dans 11 cas, dénudé dans 1 cas et thrombosé dans 6 cas. La thrombose du sinus latéral a été toujours associée à une complication (mastoïdite ou abcès cérébral).

2.1.3. Gestes opératoires :

Le choix du geste opératoire a été guidé par plusieurs facteurs :
- La présentation et les circonstances de découverte de la maladie.
- Les extensions des lésions découvertes en peropératoire.
- Le niveau socio-économique du malade.
- Les possibilités d'assurer au malade une surveillance postopératoire adéquate.

La décision finale adaptée à chaque malade est, généralement, prise en peropératoire. Deux techniques opératoires ont été préconisées :

o **La tympanoplastie en technique fermée (TF)** par voie rétro-auriculaire avec un lambeau tympano-méatal postérieur et remplacement systématique de toute la membrane tympanique par greffe aponévrotique. Elle est suffisante si on arrive à contrôler et à enlever toutes les lésions cholestéatomateuses. En cas d'extension mastoïdienne, on complète par une mastoïdectomie qui permettra l'exérèse complète des lésions. La tympanotomie postérieure est réalisée en cas d'atteinte réelle ou suspectée du récessus facial.

o **La tympanoplastie en technique ouverte (TO)** est préconisée si la technique fermée ne permet pas de contrôler toutes les extensions de la maladie. En effet, elle est indiquée, dans notre pratique, dans les situations suivantes :

- Cophose.
- Complication préopératoire majeure.
- Difficulté d'assurer un suivi postopératoire adéquat.
- Une récidive massive chez un malade de « second main » préalablement opéré en technique fermée.
- destruction de la paroi postérieure du méat acoustique externe.
- envahissement labyrinthique.
- extension pétreuse.

Dans ces cas, on réalise un aménagement de mini-caisse, une reconstruction tympanique par une greffe aponévrotique et une méatoconchoplastie de principe.

2.1.3.1. La tympanoplastie en technique fermée :

Elle a été réalisée dans 18 cas soit 23%.

Il s'agit d'une antro-atticotomie dans 15 cas et une masto-antro-atticotomie dans 3 cas.

La tympanotomie postérieure a été réalisée dans deux cas et elle a été transformée en technique ouverte dans un cas.

La reconstruction tympanique a fait appel systématiquement à l'aponévrose temporale superficielle (ATS) dans tous les cas.

L'ATS a été mise en underlay dans tous les cas.

2.1.3.2. La tympanoplastie en technique ouverte avec aménagement de caisse (TOAC) :

Elle était nécessaire dans 60 cas soit 77%.

La reconstruction tympanique a utilisé l'ATS dans tous les cas.

Une méatoconchoplastie a été réalisée dans 50 cas et une méatoplastie dans 10 cas.

2.1.3.3. L'ossiculoplastie :

Quatre oreilles seulement ont bénéficié d'une ossiculoplastie au premier temps opératoire. Elle était réalisée en technique fermée dans un cas et en technique ouverte dans 3 cas. Il s'agissait, dans les quatre cas, d'une interposition d'enclume taillée entre le manche du marteau et le bouton de l'étrier.

2.1.3.4. La chirurgie de renforcement :

Le renforcement du cadre a été envisagé dans 4 cas en utilisant le cartilage tragal dans tous les cas.

2.1.3.5. La qualité d'exérèse :

Le chirurgien a signalé un doute sur l'exérèse complète du cholestéatome dans 5 cas. Le siège de résidu signalé par le chirurgien est la région des fenêtres dans tous les cas. Aucun de ces malades n'a été repris pour récidive.

2.1.4. Suites opératoires :

Les suites opératoires immédiates ont été marquées par :
- o L'infection de la plaie opératoire dans 7 cas soit 9% des cas nécessitant la prolongation du traitement antibiotique avec une durée moyenne de 15 jours. Un de nos malades a nécessité un parage des tissus infectés sous anesthésie générale.
- o La paralysie faciale postopératoire a été notée dans un seul cas avec un testing à 3/30. En peropératoire, le nerf facial était dénudé au niveau de sa 3ème portion. Cette paralysie faciale était transitoire avec une récupération ad intégrante au bout de 6 mois.
- o La périchondrite a été observée chez un seul malade ayant bénéficié d'une TTO avec une méatoconchoplastie.
- o La méningite a été observée chez un enfant âgé de 11 ans opéré d'une technique ouverte pour un cholestéatome envahissant la mastoïde révélé par une mastoïdite.

2.2.Traitement des complications :

2.2.1. Abcès cérébral :
Tous les enfants ont eu un drainage neuro-chirurgical par trépanation temporale associée une double antibiothérapie. Le traitement de l'otite en cause a été différé avec un délai moyen de 6 jours.

2.2.2. Méningite :
Le traitement a consisté à une double antibiothérapie par voie intraveineuse.

2.2.3. Thrombose du sinus latéral :
Aucun geste n'a été préconisé sur le sinus latéral. L'anticoagulation n'a été prescrite dans aucun cas.

Evolution :

1. Les résultats anatomiques :
Parmi les 78 oreilles opérées, 58 seulement ont eu un suivi postopératoire. La durée moyenne de suivi était de 34,21 mois avec des extrêmes de 1 et 132 mois. Vingt enfants étaient perdus de vue après leur sortie du service.

Les résultats ont été appréciés par un examen otoscopique et sous microscope.

Quatre types de résultats anatomiques peuvent être constatés :
- o Un bon résultat anatomique :
  - Une plastie large et une cavité propre pour la technique ouverte
  - Une greffe complète avec un conduit sec et suffisamment calibré pour la technique fermée.
- o Une otorrhée qui traduit soit l'échec de la plastie soit une infection de la cavité.
- o Une récidive du cholestéatome.
- o Un cholestéatome résiduel.

Les résultats anatomiques sont détaillés dans le tableau X.

Tableau X : Les résultats anatomiques.

Date du contrôle	Nb enfants suivis	Bon résultat	otorrhée	Récidive	résidu
3 mois	58	56 (96,5%)	2		
6 mois	48	46 (96%)			3
1 an	40	36 (90%)	4		
2 ans	28	27 (96,5%)		1	
3 ans	23	21 (91%)		2	
5 ans	19	17 (89,5%)		2	
10 ans	7	5 (72%)	2		

1.1. Le cholestéatome résiduel :

Le cholestéatome résiduel a été trouvé dans 3 cas soit 3,8% : 2 cas après une TO soit 3,33% et 1 après une TF soit 5,5%.

Pour le cholestéatome résiduel après une tympanoplastie en TF, il s'agissait d'une reprise après 7 mois d'une tympanoplastie réalisée hors de notre service et au cours de laquelle, on a découvert une énorme hernie cérébrale comblant l'attique et l'oreille moyenne rendant impossible la poursuite de l'intervention sans pouvoir contrôler les lésions cholestéatomateuse. L'enfant a été amené par ses parents pour se faire opérer à l'étranger.

Un cholestéatome résiduel après une tympanoplastie en TO a été observée dans deux cas chez qui le cholestéatome initial était antro-attical, associé à une lyse ossiculaire et révélé par une mastoïdite. Les malades ont été repris respectivement après 6 et 7 mois. En peropératoire, le résidu cholestéatomateux était étendu occupant toute la cavité d'évidement.

Un malade a présenté, 4 ans plus tard, une récidive pour laquelle il a été repris de nouveau.

1.2. Le cholestéatome récidivé ou récurrent :

La récidive du cholestéatome a été observée dans 5 cas soit 6,4%. Le délai moyen de survenue était de 48 mois avec des extrêmes de 12 et 84 mois.

La récidive a été observée dans 2 cas soit 11,11% après une TF et dans 3 cas soit 5% après une TO.

Le mode de révélation du cholestéatome initial était une complication dans les 5 cas : une mastoïdite dans 4 cas et une méningite dans un cas. La lyse ossiculaire a été présente dans tous les cas.

Les différents cas de récidives sont étayés dans le tableau XI.

Tableau XI : Description des cholestéatomes récidivés.

N° oreille	Mode de découverte du chole initial	Siège du chole initial	Type du chole initial	Lyse ossiculaire initiale	Tech op initiale	Siège de la récidive	ttt de la récidive	2ème récidive	ttt	3ème récidive
10	Méningite	Attique-caisse-antre	épidermose	oui	TO	Fenêtre ovale	TO	Non	TO	Non
16	Mastoïdite	Attique-antre-mastoïde	-	oui	TF	Retrotympanum-hypotympanum-fosse sustubaire	TO	Non	TO	Non
33	Mastoïdite	Attique-antre-trompe auditive	Diffluent	oui	TO	attique	TO	Oui	TO	Non
42	Mastoïdite	Attique-caisse-antre	Diffluent	oui	TO	Antre-caisse-récessus facial	TO	Non	TO	Non
72	Mastoïdite	Attique-antre	-	oui	TF	Attique-caisse	TF	oui	TO	Non

Deux malades ont eu une 2ème récidive : une après une technique fermée et une après une technique ouverte.

1.3. Etude des facteurs prédictifs de la récurrence cholestéatomateuse :

Il faut dire que la récurrence cholestéatomateuse a été un accident relativement rare dans notre série rendant ainsi les tests statistiques appliqués manquant de puissance.

1.3.1. Les facteurs liés au terrain :

Nous avons essayé de chercher une corrélation entre l'âge, le sexe du malade et la récurrence de la maladie. (Tableau XII)

Tableau XII : Etude de corrélation entre récurrences et l'âge et sexe de l'enfant.

Facteurs étudiés	Nb récurrence/Nb total	p
Age :		
< 8 ans	1/9	**NS**
≥ 8 ans	7/65	
Sexe :		
Garçon	4/38	**NS**
Fille	4/36	

On remarque qu'il n'existe pas de corrélation significative entre l'âge, le sexe du malade et la récurrence cholestéatomateuse.

1.3.2. Les facteurs liés à la présentation clinique de la maladie :

Nous avons étudié la durée d'évolution de la maladie, la circonstance de découverte, l'aspect otoscopique et la perte moyenne initiale en conduction aérienne. (Tableau XIII)

Tableau XIII : Etude de la corrélation entre récurrences et mode de présentation de la maladie.

Facteurs étudiés	Récurrence/Nb total	p
Durée d'évolution		
< 3 ans	4 / 39	**(0,4) NS**
≥ 3 ans	4 / 39	
Circonstance de découverte		
Complication	6 / 33	**(0,065) NS**
Sans complication	2 / 45	
Aspect otoscopique		
Perforation tympanique	3 / 31	**NS**
Poche de rétraction	1 / 14	
Atticotomie	3 / 19	
Seuil auditif moyen		
< 40dB	1 / 14	**NS**
≥ 40dB	4 / 50	

1.3.3. Etude des récurrences en fonction des constatations peropératoires :

Nous avons étudié l'aspect du cholestéatome (encapsulé/ diffluent), son siège (attique, atrium, fenêtre ovale, fossette sus tubaire, sinus tympani, hypotympanum) et l'état de la chaîne et de l'étrier. (Tableau XIV)

Tableau XIV : Etude de corrélation entre récurrence et constatations peropératoires

Facteurs étudiés	Récurrence/Nb total	p
Aspect du cholestéatome		
Encapsulé	1 / 24	NS
Diffluent	5 / 36	
Infecté	3 / 29	
Siège du cholestéatome		
Attique	4 / 38	NS
Atrium	0 / 8	NS
Fenêtre ovale	2 / 17	NS
Fossette sus tubaire	0 / 12	(0,34) NS
Sinus tympani	1 / 13	NS
Hypotympanum	0/1	NS
Etendu en dehors de la caisse	6 / 55	NS
Etat de la chaîne		
Intacte	0 / 10	(0,5) NS
Lysée	8 / 68	
Etat de l'étrier		
Intact	4 / 49	NS
Lysé	4 / 29	

Aucune constatation peropératoire étudiée n'a été significativement corrélée à la récurrence cholestéatomateuse.

1.3.4. Etude des récurrences en fonction de la technique opératoire :

Nous avons essayé de chercher une corrélation entre la survenue de récurrence et la technique opératoire utilisée. (Tableau XV)

Tableau XV : Etude de corrélation entre récurrences et technique opératoire.

Facteurs étudiés	Récurrence/Nb total	p
Technique opératoire :		
TF	2 / 18	(0,3) NS
TO	6/ 60	

Nos cas de récurrences n'étaient pas corrélés à la technique opératoire.

2. Les résultats fonctionnels :

La fréquence et le délai de réalisation des audiogrammes en postopératoire ont été irréguliers et ceci en fonction de l'âge de l'enfant, son origine géographique et socio-économique ainsi que l'état infectieux postopératoire.

Seulement 47 oreilles ont pu être surveillées par audiométrie. Le nombre maximum d'audiogrammes a été de 4 par oreille.

Notre stratégie est de pratiquer un audiogramme tous les 3 mois pendant la 1ère année puis cette exploration serait demandée en cas d'anomalie clinique.

Le 1er audiogramme a été réalisé entre 1 mois et 3 mois postopératoire dans 22 cas.

Sept malades, seulement, ont pu être convoqués pour réévaluation clinique et audiométrique au cours de la réalisation de ce travail.

2.1. Les résultats globaux :

Ils sont étudiés à 3 mois et à 1 an postopératoire.

Le gain ou la chute auditive ont pu être calculés seulement pour 39 oreilles car 8 malades n'ont pas eu un audiogramme préopératoire.

2.1.1. A 3 mois :

A ce terme, c'est le devenir de la conduction osseuse qui importe à étudier.

2.1.1.1. Etude de la perte moyenne finale en conduction osseuse :

La perte moyenne finale en CO varie entre 5 et 35 dB avec une moyenne de 15,65 dB.

22,7% des oreilles ont évolué vers la labyrinthisation.

La répartition des malades en fonction de la perte moyenne finale en CO est rapportée dans le tableau XVI.

Tableau XVI : Répartition des oreilles opérées en fonction de perte moyenne finale en CO

Perte moyenne finale en CO	% d'oreilles
0-10 dB	36,36
11- 20dB	41
>20dB	22,7

La comparaison de la perte moyenne finale en CO avec la perte moyenne finale en CA et la perte moyenne initiale en CO est représentée sur la figure 9.

La différence entre la perte moyenne finale en CA et la perte moyenne initiale en CO définit le Rinne moyen final (zone hachurée) (Figure 9).

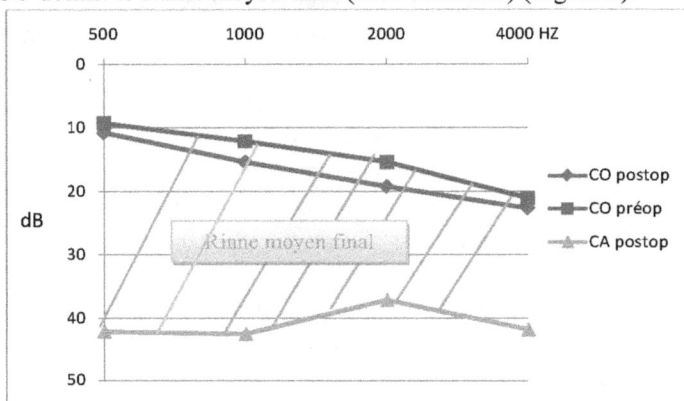

Figure 9 : Comparaison de CO postopératoire, CA postopératoire et CO préopératoire.

2.1.1.2. Etude de la perte moyenne finale en conduction aérienne :

Cette étude a porté sur 18 malades puisque quatre enfants dans ce groupe n'ont pas bénéficié d'audiométrie en préopératoire.

La perte moyenne finale en conduction aérienne était 41,5dB (21-60dB).

Elle a été, dans tous les cas, supérieure à 20 dB et, dans un tiers des cas, inférieure à 30 dB.

La figure 10 fait l'état de la répartition des patients en fonction du seuil moyen postopératoire.

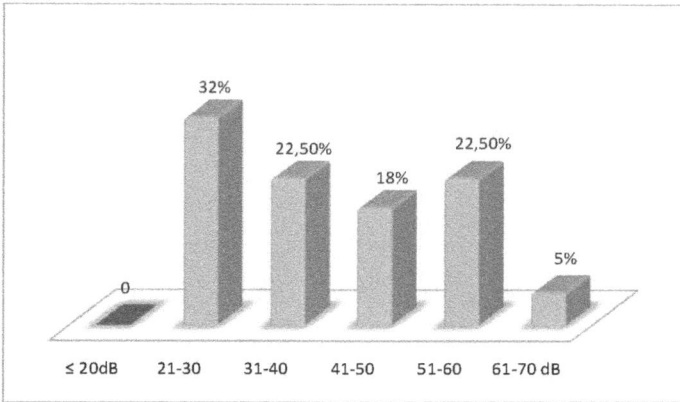

Figure 10: Répartition des malades en fonction de la perte moyenne finale en CA.

Ainsi à 3 mois, 11 enfants (soit 61% des cas) ont bien évolué sur le plan acoustique, présentant ainsi un gain moyen de 20,6 dB.

L'audition a été stationnaire uniquement dans 2 cas soit 11% des cas et dégradée dans 5 cas soit 28% des cas. (Figure 11)

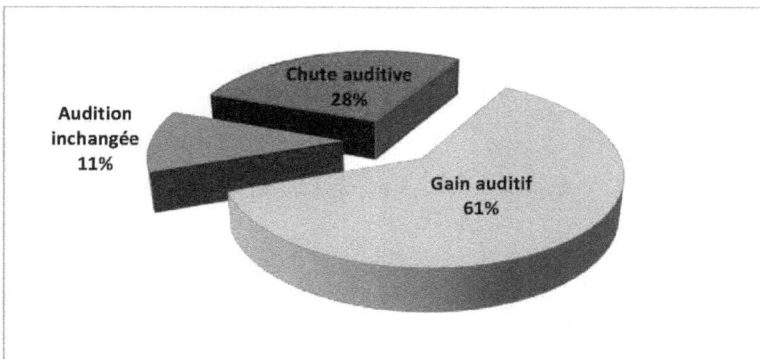

Figure 11 : Répartition des malades selon le résultat fonctionnel à 3 mois postopératoire.

2.1.2. A un an :

Dans ce chapitre, on s'est intéressé au devenir du seuil auditif puisque la plupart des auteurs admettent que la CA se stabilise à un an.

2.1.2.1. Etude de la perte moyenne finale en conduction aérienne :

La moyenne des seuils auditifs postopératoires de toute la série a été de 46,4 dB.

La répartition des malades selon la perte moyenne finale est schématisée dans la figure 12.

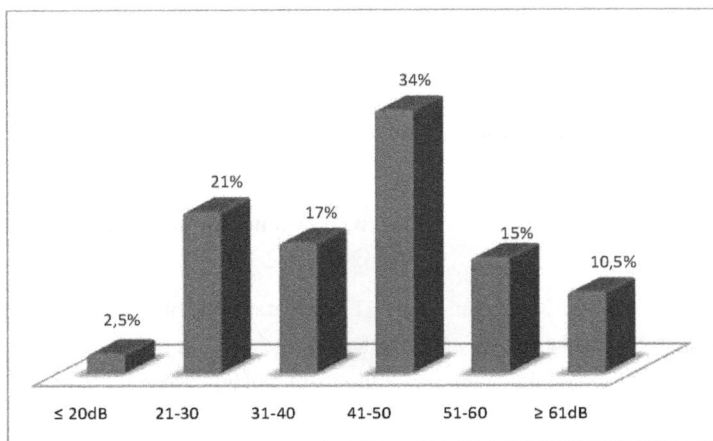

Figure 12: Répartition des malades selon la perte moyenne finale en CA à 1 an postopératoire.

Seulement 2,5% des patients avaient une audition normale en postopératoire. Cependant, les 2/3 des enfants ont eu un seuil postopératoire supérieur à 40 dB.

La comparaison du statut pré et postopératoire a montré une dégradation postopératoire dans 9 cas avec une chute auditive moyenne de 13 dB et des extrêmes de 5 et 30dB.

Par contre, 21 oreilles (54%) ont amélioré leurs seuils auditifs avec une moyenne de gain de 15 dB et des extrêmes de 10 et 42,5 dB.

L'audition était inchangée dans 9 cas soit 23% des cas. (Tableau XVII)

Tableau XVII : Répartition des malades selon le gain ou la perte auditive.

	Gain auditif	Audition inchangée	Perte auditive
Nbre malades (%)	21 (54%)	9 (23%)	9 (23%)

La figure 13 met en état le gain fonctionnel. On remarque alors que dans 70% des cas, le gain n'a pas dépassé 20 dB.

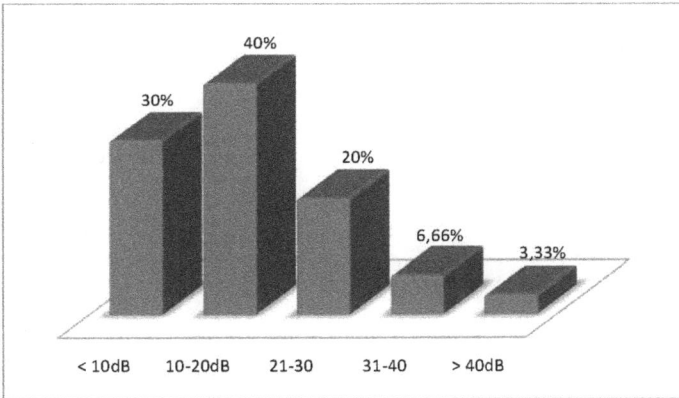

Figure 13 : Répartition des malades en fonction du gain moyen final.

Dans la figure 14, nous représentons schématiquement le gain moyen à chaque fréquence.

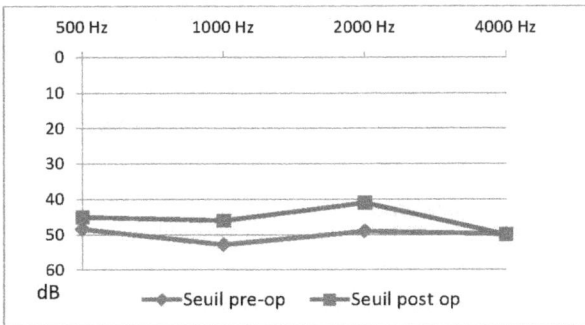

Figure 14 : Représentation schématique du gain auditif.

On constate que le gain a intéressé surtout les fréquences conversationnelles améliorant ainsi l'intégration sociale des enfants.

2.1.2.2. Etude du Rinne résiduel moyen :

L'audiogramme postopératoire représentatif de l'ensemble de la série a montré une surdité mixte avec un Rinne moyen de 26,63dB et un seuil moyen de 46,4 dB. (Figure 14)

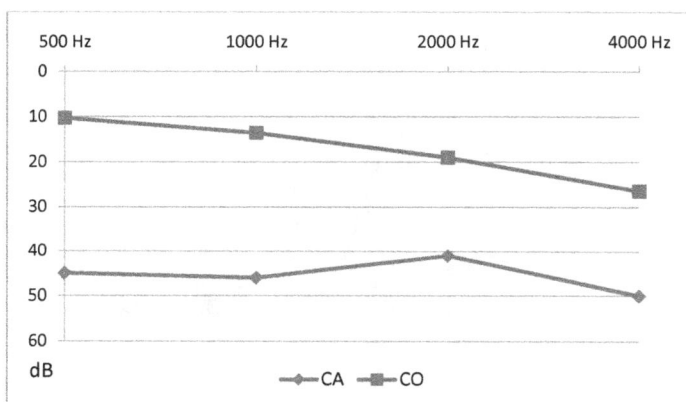

Figure 15 : Audiogramme postopératoire représentatif de l'ensemble de nos malades.

Si on considère qu'un bon résultat fonctionnel est lorsque le Rinne postopératoire est inférieur à 20dB, moyen lorsque le Rinne est compris entre 20 et 40dB et mauvais lorsque le Rinne postopératoire est supérieur à 40dB, nos résultats fonctionnels ont été moyens dans 2/3 des cas. (Tableau XVIII)

Tableau XVIII : Répartition des résultats fonctionnels selon bons/moyens/mauvais.

Résultats	%
Bons	30%
Moyens	62%
Mauvais	8%

Par ailleurs, il est établit qu'une perte auditive est minime lorsque le Rinne est inférieur à 20 dB, sensible quand celui-ci est entre 20 et 40 dB et marquée quand le Rinne est supérieur à 40 dB.

La répartition des oreilles selon l'état auditif en pré et postopératoire est détaillé dans le tableau (Tableau XIX)

Tableau XIX : Comparaison du Rinne initial et du Rinne résiduel.

Rinne	Préopératoire(%)	Postopératoire (%)
≤ 20 dB	17	30
21- 40 dB	62	62
>40 dB	21	8

On remarque que l'évolution postopératoire a été vers le groupe de la perte auditive minime aux dépens de groupe où la perte a été marquée.

L'audition postopératoire a été socialement acceptable (Rinne≤ 30dB) dans 68% des cas.

Pour comprendre mieux cette évolution, nous avons étudié le devenir de l'audition en fonction du Rinne préopératoire :

* **En cas de perte auditive initiale minime :**
Nous avons réparti les enfants ayant une perte auditive initiale minime selon le Rinne moyen résiduel. (Tableau XX)

Tableau XX : Répartition des malades en fonction du Rinne moyen résiduel.

Rinne moyen résiduel	% d'oreilles
≤20 dB	50
21-40 dB	50
>40 dB	0

On remarque que seulement la moitié des malades ayant une bonne audition en préopératoire l'ont conservé en postopératoire.

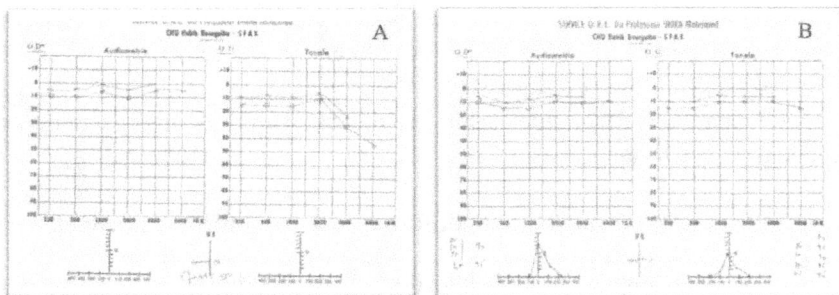

Figure 16 : Audiogramme tonal pré et postopératoire d'un enfant porteur d'un cholestéatome congénital gauche opéré en technique fermée. A : audiogramme préopératoire. B : audiogramme postopératoire.

* **En cas de perte auditive initiale sensible :**
Le tableau XXI répartie les enfants ayant une perte auditive initiale sensible en fonction du Rinne moyen résiduel.

Tableau XXI : Répartition en fonction du Rinne moyen résiduel.

Rinne moyen résiduel	% d'oreilles
≤20 dB	20
21-40 dB	75
>40 dB	5

Dans ce groupe, ¾ des patients ont gardé une audition stable et que 20% ont évolué vers une audition subnormale.

* **En cas de perte auditive marquée :**
Les enfants ayant une perte auditive initiale marquée sont répartis en fonction du Rinne moyen résiduel dans le tableau XXII.

Tableau XXII : Répartition en fonction du Rinne moyen résiduel.

Rinne moyen résiduel	% d'oreilles
≤ 20 dB	20
21-40 dB	60
>40 dB	20

On constate que 80% des patients ont gagné sur le plan acoustique et que ¼ d'entre eux ont pu restaurer une audition normale.

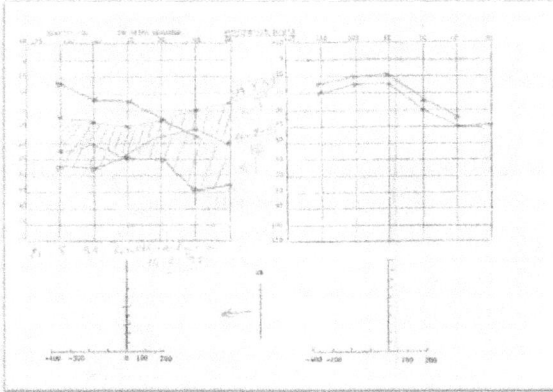

Figure 17 : L'un de nos malades, ayant amélioré son audition en postopératoire après une technique fermée. Le Rinne a passé de 35 dB en préopératoire à 10 dB en postopératoire.

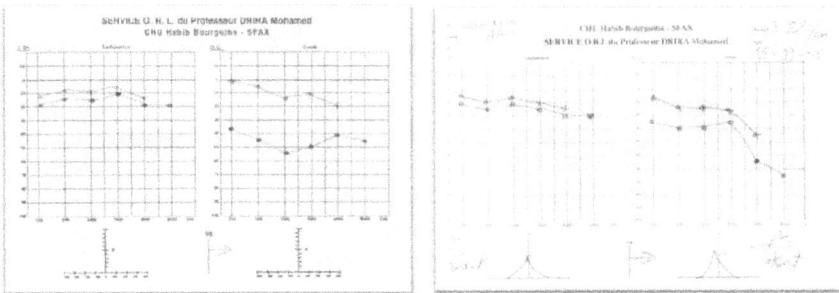

Figure 18 : Exemple d'audiogramme pour malade ayant amélioré son audition après une technique ouverte.

2.2. Etude des facteurs prédictifs du bon résultat fonctionnel :

2.2.1. Résultats fonctionnels en fonction de la technique opératoire :

Tableau XXIII : Comparaison des résultats fonctionnels des deux techniques.

	TF	TO	p
Perte moyenne finale en CA (dB)	40,8	45,35	
Perte moyenne finale en CO (dB)	19,11	17	0,3 (NS)
Rinne résiduel moyen (dB)	21,73	28,5	
Gain moyen (dB)	20,41	21,13	

Aucune différence, statistiquement significative, n'a été retrouvée entre les deux techniques en termes de résultats fonctionnels.

2.2.2. Les résultats fonctionnels en fonction de l'état de la chaîne :

Tableau XXIV: Etude de la corrélation entre résultats fonctionnels et état de la chaîne.

	Chaîne complète	Chaîne lysée	p
Perte moyenne finale en CA (dB)	34,125	46,15	
Perte moyenne finale en CO (dB)	14,25	18,25	NS
Rinne moyen résiduel (dB)	19,8	28	
Gain moyen (dB)	16	20	

On remarque que les résultats sont meilleurs en cas de chaîne complète mais sans valeur significative.

2.2.3. Les résultats fonctionnels en fonction de l'état de l'étrier :

Tableau XXV : Etude de corrélation entre résultats fonctionnels et état de l'étrier.

	Etrier intact	Etrier lysé	*p*
Perte moyenne finale en CA (dB)	41,9	48,78	
Perte moyenne finale en CO (dB)	16,18	20,32	0,8 (NS)
Rinne moyen résiduel (dB)	25,76	28,82	
Gain moyen (dB)	24	14,7	

Il semble qu'un étrier intact est un facteur prédictif d'un bon résultat fonctionnel mais sans différence significative.

2.2.4. Les résultats fonctionnels en fonction de la durée d'évolution préopératoire :

Nous avons comparé le nombre de patients ayant un gain fonctionnel dans les groupes respectifs de malades dont la durée de la maladie a été inférieure à 2 ans (n=28) ou supérieure à 2 ans (n=50).

Les bons résultats fonctionnels sont significativement corrélés à la durée d'évolution de la maladie avant le traitement : plus l'évolution préopératoire est courte mieux sera le gain. (Tableau XXVI)

Tableau XXVI : Etude de la corrélation entre résultats fonctionnels et durée d'évolution.

Durée d'évolution	Nb malades avec gain/n	p
< 2 ans	3/28	0,024 (S)
>2 ans	17/50	

2.2.5. Les résultats fonctionnels en fonction du seuil auditif préopératoire :

Le paramètre étudié est le nombre de patients ayant un gain fonctionnel. 14 malades avaient un seuil initial inférieur à 40 dB et 50 autres avaient un seuil supérieur à 40 dB.

Nous n'avons pas trouvé de corrélation entre la perte moyenne initiale en conduction aérienne et le gain fonctionnel postopératoire. (Tableau XXVII)

Tableau XXVII : Etude de corrélation entre résultats fonctionnels et seuil auditif préopératoire.

Perte moyenne CA	Nombre de gain	p
≤40 dB	2	0,1 (NS)
>40 dB	18	

2.2.6. Les résultats fonctionnels en fonction de la circonstance de découverte :

Nous avons étudié le résultat auditif chez les patients ayant une complication révélatrice du cholestéatome.

Ainsi, on retient qu'une otite moyenne chromique cholestéatomateuse non compliquée prévoit un meilleur résultat fonctionnel qu'en cas de complication associée. (Tableau XXVIII)

Tableau XXVIII : Etude de corrélation entre résultats fonctionnels et présence de complication révélatrice.

Complication révélatrice	Nombre gain/nombre total	p
Oui	3/33	0,004 (S)
Non	17/45	

Traitement des échecs :

1. Traitements des échecs anatomiques :

1.1. Cholestéatome résiduel :

Les deux cas de cholestéatome résiduel ont été repris en technique ouverte avec de bons résultats anatomiques.

Un malade a présenté, 4 ans plus tard, une récidive nécessitant une 2ème reprise pour révision de cavité.

1.2. Cholestéatome récurrent :

La 1ère récidive a été traitée par une technique fermée dans un cas et par une technique ouverte dans 4 cas.

La 2ème récidive a été traitée par une technique ouverte dans les trois cas.

2. Traitement des échecs fonctionnels :

Deux malades seulement ont bénéficié d'un 2ème temps de révision après un délai moyen de 25 mois. Une ossiculoplastie a été réalisée dans les deux cas.

Cholestéatome congénital :

1. Epidémiologie :

1.1.Incidence :

Le cholestéatome congénital représente, dans notre série, 16,6% des cholestéatomes de l'enfant opérés avec une incidence annuelle de 0,65 nouveaux cas par an.

Le cholestéatome acquis représente 83,4% des cholestéatomes de l'enfant soit une incidence annuelle de 2,8 nouveaux cas par an.

1.2.Age :

L'âge moyen de diagnostic et de traitement du cholestéatome congénital est 11,7 ans avec des extrêmes de 1 an et 16 ans.

Dans le groupe de cholestéatome acquis, l'âge moyen est de 11,85 ans.

1.3.Sexe :

Il s'agit de 6 garçons et 7 filles avec un Sex ratio de 0,85.

Le cholestéatome acquis a touché 32 garçons et 29 filles soit un Sex ratio de 1,1.

2. Etude Clinique :

2.1.Circonstances de découverte :

2.1.1. Les signes fonctionnels :

L'otorrhée a été présente dans tous les cas. Elle était fétide dans 8 cas soit 61,5%.

L'hypoacousie a été signalée dans 4 cas soit 30% des cas.

Les acouphènes ont été présents dans un seul cas et les otalgies dans 5 cas soit 38% des cas.

Le tableau XXIX détaille les signes fonctionnels révélateurs du cholestéatome congénital.

Tableau XXIX : Les signes fonctionnels révélateurs de cholestéatome congénital et acquis.

Signes fonctionnels	Cholestéatome congénital (%)	Cholestéatome acquis (%)
Otorrhée	100	95
Hypoacousie	30	60
Acouphènes	38	20

2.1.2. Les complications :

Les complications ont été une circonstance de découverte du cholestéatome congénital dans 3 cas soit 23% des cas. Il s'agit d'une mastoïdite dans 2 cas et un abcès cérébral dans un cas. (Tableau XXX)

Tableau XXX: Les complications révélatrices du cholestéatome congénital et acquis.

Complications	Cholestéatome congénital (%)	Cholestéatome acquis (%)	p
Mastoïdite	15,3	37	
Abcès cérébral	7,7	3	
Méningite	0	7,7	**(0,1)**
Paralysie faciale	0	1,5	**NS**

2.2. Délai de consultation :

Le délai moyen de consultation était de 52 mois avec des extrêmes de 1 mois et 11 ans.

2.3. Latéralité :

Le cholestéatome a atteint le côté droit dans 4 cas soit 30% des cas et le côté gauche dans 9 cas soit 70% des cas.

Quatre enfants ont présenté un cholestéatome bilatéral soit 30% des cas.

Dans le groupe du cholestéatome acquis, l'atteinte était à droite dans 50,8% des cas, à gauche dans 41% des cas et bilatérale dans 8,2%.

2.4. Examen clinique :

2.4.1. Examen de l'oreille atteinte :

2.4.1.1. Le conduit auditif externe :
Un polype du conduit a été retrouvé dans 6 cas soit 46% des cas.

2.4.1.2. Le tympan :
o Un tympan complet a été retrouvé dans 2 cas soit 15,4% des cas.
o La masse blanchâtre retro-tympanique n'a été retrouvé dans aucun cas.
o La perforation tympanique a été retrouvée dans 11 cas soit 84,5% des cas. Elle était antérieure dans 9 cas soit 82% des cas et totale dans deux cas 18% des cas. Elle était marginale dans 2 cas soit 18% des cas.
o Le cholestéatome a été évident dès le premier examen dans 5 cas soit 38% des cas.

2.4.2. Examen de l'oreille controlatérale :
L'examen de l'oreille controlatérale a montré :
o Le tympan était normal dans 7 cas soit 54% des cas.
o L'aspect d'une otite moyenne simple dans un cas.
o Une poche de rétraction non compliquée dans un cas.
o Une otite cholestéatomateuse opéré dans 4 cas. Deux malades ont été déjà opérés dans notre service en technique fermée et deux malades ont été opérés hors de notre service.

2.4.3. Reste de l'examen clinique :
Le reste de l'examen ORL et général était sans anomalies en particulier pas de malformation.

3. Les données audiométriques :
L'audiométrie préopératoire a été réalisée dans 12 cas. La perte moyenne initiale en conduction aérienne était de 47,8dB avec un Rinne moyen de

26,46dB. L'audiogramme représentatif des malades porteurs de cholestéatome congénital est représenté dans la figure 19.

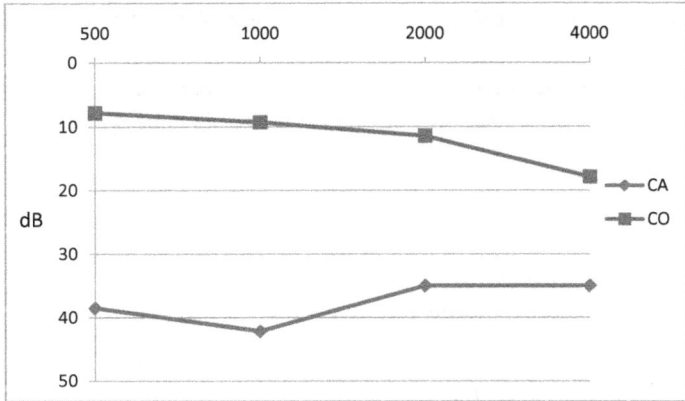

Figure 19: Audiogramme représentatif du groupe du cholestéatome congénital.

Cet audiogramme est semblable à celui de la série globale mais avec un Rinne plus étroit.

Le tableau XXXI compare le statut auditif entre les groupes de cholestéatome congénital et acquis.

Tableau XXXI : Comparaison des seuils et Rinnes initiaux du cholestéatome congénital et acquis.

	Cholestéatome congénital	Cholestéatome acquis	*p*
Perte moyenne initiale en CA (dB)	47,8	53,4	**(0,4)**
Rinne moyen initial (dB)	26,46	35	**NS**

4. Constatations peropératoires :

4.1. Etat de la muqueuse :
La muqueuse de la caisse était inflammatoire dans 2 cas. La présence d'un granulome de cholestérine a été signalée dans un seul cas.

4.2. Le cholestéatome :

4.2.1. Forme :
La forme du cholestéatome a été précisée dans 11 cas. Il était encapsulé dans 3 cas soit 27% des cas et diffluent dans 8 cas soit 73% des cas et infecté dans 4 cas soit 30% des cas.

La comparaison avec la forme du cholestéatome acquis est dans le tableau XXXII.

Tableau XXXII : Comparaison des formes du cholestéatome congénital et acquis.

Forme	Cholestéatome congénital (%)	Cholestéatome acquis (%)	p
Encapsulé	27	40	
Diffluent	73	60	**0,7**
Infecté	30	38,5	**(NS)**

4.2.2. Siège :
Le cholestéatome occupe le mésotympanum dans tous les cas. Il envahit l'attique dans 7 cas soit 54%, la fossette sus-tubaire dans 2 cas, la fenêtre ovale dans 2 cas et le rétrotympanum dans 4 cas soit 30% des cas.

4.2.3. Etat de la chaîne ossiculaire :
La chaîne était complète dans 2 cas seulement soit 15,4% des cas. Le manche du marteau a été lysé dans 7 cas soit 54% des cas, la branche descendante de l'enclume dans 10 cas soit 77% des cas et l'étrier dans 3 cas soit 23% des cas.

Nous n'avons pas trouvé de différence significative entre le cholestéatome congénital et acquis en matière de lyse ossiculaire. (Tableau XXXIII)

Tableau XXXIII : Comparaison de la lyse ossiculaire entre cholestéatome congénital et acquis.

Etat de la chaîne	Cholestéatome congénital (%)	Cholestéatome acquis (%)	p
Complète	15,4	12,3	**(0,6)NS**
Lysée	84,6	87,7	

4.3. Classification :

Nous avons adopté la classification qui a été proposée lors du seizième congrès annuel de la société américaine d'ORL pédiatrique en 2001 en collaboration avec certaines équipes françaises[102, 168].

Cette classification prend en considération le ou les quadrants envahis ainsi que l'atteinte ossiculaire et permet de distinguer 4 stades évolutifs, ayant chacun un pronostic et un traitement différent :

• Stade I : atteinte d'un seul quadrant ;
• Stade II : atteinte de plusieurs quadrants sans atteinte ossiculaire ;
• Stade III : atteinte ossiculaire (qu'elle soit secondaire à la lyse par le cholestéatome ou à une chirurgie préalable) ;
• Stade IV : extension à la mastoïde.

En se référant à cette classification, nous avons répartis nos malades comme suit :

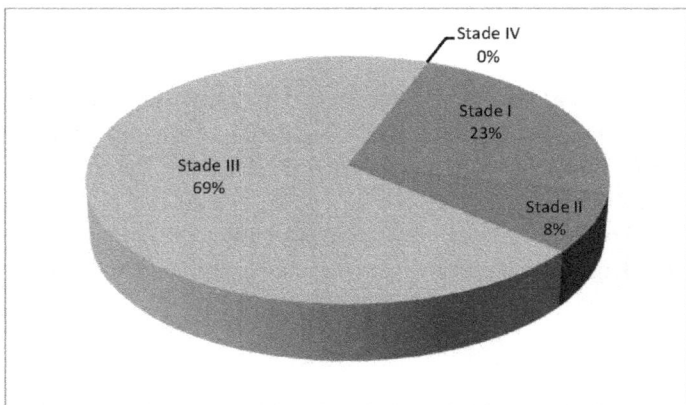

Figure 20 : Répartition des cholestéatomes congénitaux selon le stade.

Aucun malade n'appartient au stade IV est ceci en rapport avec nos critères d'inclusion choisis.

5. Gestes opératoires :

La tympanoplastie en technique fermée avec une antro-atticotomie a été réalisée dans 3 cas soit 23% des cas alors que la tympanoplastie en technique ouverte a été réalisée dans 10 cas soit 77% des cas.

6. Suites opératoires immédiates :

Les suites opératoires étaient simples pour tous les malades sauf pour un malade qui a présenté une paralysie faciale transitoire récupérée au bout de 6 mois. Pour ce malade, l'examen préopératoire a montré un tympan complet et l'exploration peropératoire a objectivé un cholestéatome diffluent du mésotympanum qui envahissait le rétrotympanum et érodait le canal du nerf facial dans sa 3ème portion.

7. Evolution :

7.1. Résultats anatomiques :

Dix malades ont été suivis en postopératoire sur une durée moyenne de 42 mois avec des extrêmes de 1 mois et 11 ans.

Les résultats anatomiques pour les malades suivis étaient bons sauf pour un seul malade qui a présenté une récidive à 15 mois. Il s'agissait d'une fille âgée de 15 ans ayant été opérée d'une tympanoplastie en technique ouverte pour un cholestéatome diffluent du mésotympanum étendu à l'attique avec une lyse ossiculaire. L'évolution a été marquée par une otorrhée dès le 3ème mois postopératoire non améliorée par le traitement médical. La reprise était à 15 mois postopératoire, objectivant une récidive importante comblant toute la caisse. Les suites étaient ensuite simples avec de bon résultat anatomique.

La comparaison avec les résultats anatomiques en cas de cholestéatome acquis est représentée dans le tableau XXXIV.

Tableau XXXIV : Comparaison des résultats anatomiques du cholestéatome congénital et acquis.

	Cholestéatome congénital (%)	Cholestéatome acquis (%)	p
Chole. résiduel	7,7	3	
Chole. récidivé	0	7,7	**(1)NS**

7.2. Les résultats fonctionnels :

Neuf malades ont eu une audiométrie postopératoire avec un délai moyen de 32 mois. La perte moyenne finale en conduction aérienne a été de 36 dB avec un Rinne résiduel moyen de 21,5dB. (Figure 21)

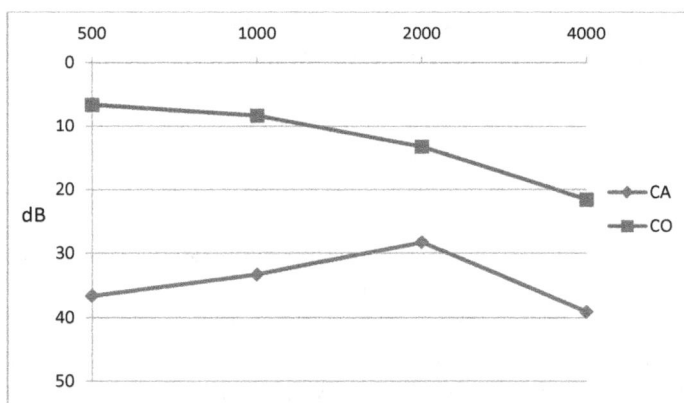

Figure 21 : L'audiogramme postopératoire représentatif du groupe du cholestéatome congénital.

La comparaison de l'état auditif postopératoire avec celui en préopératoire a été possible pour 8 malades. Un gain auditif a été retrouvé dans 4 cas soit 50% des cas avec un gain moyen de 16,26dB. L'audition a été inchangée dans 2 cas soit 25% des cas et dégradée dans 2 cas soit 25% des cas. (Tableau XXXV)

Tableau XXXV : Comparaison des résultats fonctionnels des cholestéatomes congénitaux et acquis.

	Cholestéatome congénital	Cholestéatome acquis	p
Perte moy. finale en CA (dB)	36	46	
Rinne résiduel (dB)	21,5	28	(1)NS
Gain moyen (dB)	16,26	22	

Discussion :

Définition :

De nombreuses définitions du cholestéatome de l'oreille moyenne existent dans la littérature : « Présence d'épithélium malphigien desquamant dans les cavités tympaniques », « peau en mauvaise position » (« *skin in wrong position* » *H. Gray*, 1964), « Kyste épithélial contenant de la kératine »[130].

Il est assimilé à une tumeur bénigne mais qui possède deux caractéristiques évolutives particulières : le caractère tropide et récidivant et le caractère ostéolytique.

Le cholestéatome congénital, après avoir été longtemps discuté voir nié, il constitue actuellement pour la majorité des auteurs une entité clinique différente du cholestéatome acquis classique[152, 154, 173].

*Derlacki*et *Clemis* en 1965, ont émis des critères diagnostiques pour le cholestéatome congénital et qui ont été révisés 20 ans après par *Levenson*en 1986.

Ces critères sont :
- tympan normal
- existence d'une masse blanche rétro-tympanique
- absence d'antécédents d'otite, d'otorrhée ou de perforation tympanique
- absence d'antécédents d'intervention chirurgicale otologique.

Les enquêtes épidémiologiques de *Teele* en 1980, estimaient à l'époque que 70 à 80% des enfants âgés de 1 à 4 ans subissent au moins un épisode d'otite moyenne aigue. C'est ainsi que *Levenson* et *Parisier*, en 1986, ont rejeté le 3ème critère établi par *Derlacki*et *Clemis*, en supposant qu'un antécédent d'otite moyenne aigue ne devait pas constituer un critère d'exclusion car les épisodes otitiques fréquents chez l'enfant peuvent être concomitants avec le développement d'un cholestéatome congénital.

o Le méat acoustique externe est généralement moins large, mais long et moins tortué.

o La membrane tympanique est plus oblique de 10 à 15° et tend à devenir horizontale même si sa taille a déjà atteint celle de l'adulte. Le sulcus antérieur est alors plus difficilement visible.

o La cavité tympanique est réduite par rapport à sa taille définitive alors que les osselets et le labyrinthe (canal semi-circulaire latéral, promontoire) l'ont déjà acquise : les repères habituels de la caisse du tympan sont alors « ramassés » sur eux-mêmes et l'on va très vite d'une région à une autre. Les osselets apparaissent plus gros alors que le nerf facial est superficialisé si bien que souvent, le coude du facial est latéral par rapport au dôme du canal semi-circulaire latéral.

o Le tegmen est plus oblique en avant et en bas et on a l'impression que le toit de la cavité tombe vers l'orifice de la trompe auditive.

o Le mur postérieur de la caisse présente des cavités, comme le sinus tympani et le sinus facial qui sont considérés comme non communiquant avec le système cellulaire mastoïdien[132].

o L'antre est plus haut alors que la mastoïde, incomplètement développée, est plus petite que chez l'adulte. A la naissance, seul l'antre est présent mais il n'existe pas d'apophyse mastoïde.

o La pointe ne fait son apparition qu'à la fin de la 2ème année. Elle est inexistante chez le nourrisson.

o La pneumatisation des cellules mastoïdiennes se poursuit pendant l'enfance. La mastoïde définitive n'est guère constituée avant 5 ans.

o Le septum de *Körner* ou lame de *Schwartze* divise l'antre, parfois, et les cellules péri-antrales. C'est une surface osseuse plus ou moins continue oblique vers l'avant et le dedans séparant la partie postéro-interne des cellules mastoïdiennes de la partie externe. Bien entendu, l'opérateur ne doit pas arrêter son exploration à ce plan en cas de mastoïdectomie. Il devra systématiquement effondre cette cloison à la recherche, notamment, des groupes cellulaires inter-sinuso-faciaux et péri-labyrinthiques.

o La troisième portion du nerf facial est superficielle et, surtout, son émergence au niveau du trou stylo-mastoïdien se fait immédiatement sous la peau, au bord postéro-inférieur du conduit auditif externe. L'opérateur doit garder en mémoire cette particularité au cours de tout geste chirurgical antro-mastoïdien ceci dès l'incision cutanée.

Etiopathogénie :

L'étiopathogénie du cholestéatome de l'oreille moyenne, vu sa grande diversité et sa complexité, ne peut se résumer à un seul concept. Elle était l'objet de nombreux débats passionnés qui ne sont pas encore éteints. En effet, plusieurs théories ont été avancées sans que l'une d'elles puisse parfaitement expliquer l'origine exacte du cholestéatome. L'intrication de plusieurs mécanismes est probable.

L'étiopathogénie du cholestéatome acquis rejoint celle de l'adulte. Dans ce chapitre nous nous limitons seulement à l'étiopathogénie du cholestéatome congénital.

1. Théorie du liquide amniotique :

In utero, l'oreille moyenne et la cavité mastoïdienne du fœtus sont en communication avec le liquide amniotique via la trompe auditive[125]. Le fœtus commence à avaler à partir de la 20ème semaine de gestation et à partir de là, le liquide amniotique avec son contenu cellulaire peut passer vers l'oreille moyenne.

Pour *Pisa*[126], la persistance de ces cellules kératinisées au niveau de l'oreille moyenne sans qu'elles puissent être chassées par l'appareil mucocilière de la trompe auditive (dysfonctionnement tubaire) constitue un risque important pour le développement du cholestéatome congénital.

Ricardo en 2006, suggère que le liquide amniotique contient plutôt des débris et des squames de cellules mortes qui sont incapables de former un cholestéatome. Il trouve que la culture cellulaire du liquide amniotique donne des cellules à caractère mésenchymateux et non épidermique[143].

2. Théorie de la migration épithéliale :

Aimi a postulé en 1983 qu'un cholestéatome congénital, qui est généralement découvert près de l'isthme tympanique (point de jonction entre les 2 premiers sillons branchiaux), résultait de la survenue de l'ectoderme en provenance du méat acoustique externe dans l'oreille moyenne. Il a suggéré qu'en circonstance normale, l'anneau tympanique inhibait ou restreignait une telle migration mais que parfois, un tel mécanisme pouvait faillir. Même si cette théorie nécessite d'être documentée par des résultats cliniques et histologiques,

Koltai et al, en 2002[131], la considèrent suffisamment attractive pour expliquer 4 de leurs cas de cholestéatomes congénitaux, ceux-là situés dans le quadrant postéro-inférieur.

3. Théorie de la formation épidermoïde :

C'est *Teed* en 1936 qui, en découvrant une petite masse de cellules épidermiques dans l'épitympanum dorso-latéral d'un fœtus humain, a postulé que l'absence de résorption de cette structure pouvait entraîner un cholestéatome de l'oreille moyenne.

L'histopathologiste anglais, *Leslie Michaels*, en 1986[92], sur des coupes d'os temporal de fœtus, a identifié cette masse dans la partie antéro-supérieure de la caisse près de l'annulus et adjacente à l'orifice de la trompe auditive dans 54% de ces cas et lui donne le nom de « **Formation Epidermoïde** ».

Depuis, divers auteurs ont entrepris d'analyser histologiquement des coupes d'os temporal de fœtus (voire même d'enfants en bas âge dans la série de *Kayan et al* en 1997[39]) pour mettre en évidence la « **Formation Epidermoïde** ».

3.1.Incidence :

La prévalence de la « **Formation Epidermoïde** » selon les séries est représentée dans le tableau XXXVI.

Tableau XXXVI : Prévalence de la formation épidermoïde selon les auteurs.

Auteur	Année	Nb rochers étudiés	Nb rochers avec FE	Prévalence
Michaels[92]	1986	68	37	54,4%
Wang[142]	1987	41	6	14,6%
Huang[60]	1993	88	19	21,6%
Levine[76]	1998	106	28	26,4%
Karmody[23]	1998	90	2	2,2%
Lee[157]	1998	211	88	41,7%
Liang[97]	2003	22	22	100%
Total		**852**	**257**	**30%**

3.2.Origine :

La Formation Epidermoïde naît probablement d'un précurseur, jouant le rôle d'un véritable « organizer » embryologique :

➢ Le dit-précurseur est formé par des cellules ectodermiques du premier sillon branchial, se détachant du feuillet ectodermique puis migrant vers la première poche pharyngée d'origine endodermique.

➢ La première poche devient rapidement le récessus tubo-tympanique (future trompe auditive), où le précurseur adopte une position à partir de laquelle il devient très actif (nombreuses mitoses entraînant un large développement de Formation Epidermoïde qui prend une forme volontiers allongée).

➢ Le précurseur se comporte comme une véritable locomotive du récessus tubo-tympanique, l'entraînant vers le premier sillon ectodermique pour former la membrane tympanique.

➢ Trois évènements histologiques se produisent alors en regard de cette **Formation Epidermoïde** :

- Le début de l'ossification du cadre tympanique, commençant donc sur son versant antérieur puis se propageant de proche en proche pour se terminer sur son versant postérieur.
- Une concentration de mésenchyme entre le sillon ectodermique et la poche endodermique à l'origine de la trame conjonctive de la membrane tympanique.
- la transformation de la couche de cellules endodermiques du récessus tubo-tympanique en épithélium de la cavité tympanique.

Une fois que la **Formation Epidermoïde** a joué sa fonction d'organisateur histologique, elle semble programmée pour disparaître à la 33ème semaine de gestation. L'absence de son involution pourrait expliquer la proportion importante de cholestéatomes congénitaux découverts dans le quadrant antéro-supérieur de la caisse du tympan. La poursuite de son développement en arrière pourrait expliquer qu'on le trouve aussi parfois dans la moitié postérieure de la caisse du tympan, dans l'antre, voire dans le reste des cavités mastoïdiennes.

Liang[97] dans son étude immuno-histochimique, a trouvé une continuité tissulaire entre la **Formation Epidermoïde** et l'épithélium cutanée du conduit auditif externe. (Figure 22). Il suppose alors que la **FE** pourrait dériver de l'épithélium du fond du CAE. Ce nouveau concept permet de conclure que le cholestéatome congénital et le cholestéatome acquis pourraient avoir une origine commune entraînant une similitude dans leurs aspects histologiques, biologiques et de leur histoire naturelle[167].

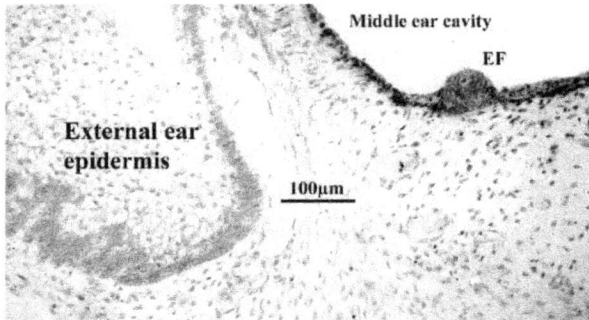

Figure 22: Expression de l'antigène 34βE12 au niveau de la Formation épidermoïde et de l'épithélium du conduit auditif externe chez un fœtus de 22 semaines de gestation. [97]

3.3.Localisation :

Sa localisation exacte, selon *Michaels*, est la zone de transition entre l'épithélium cubique simple tapissant la caisse du tympan et l'épithélium pseudo-stratifié type respiratoire tapissant la partie antérieur de la caisse trompe auditive[93]. (Figure 23)

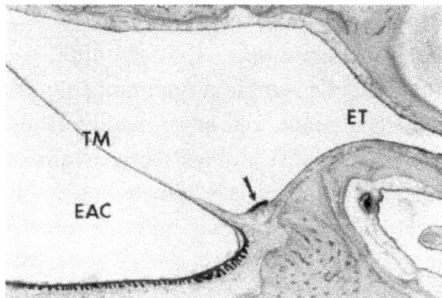

Figure 23 : Coupe histologique, en faible grossissement, d'oreille moyenne d'un nouveau-né de 9 jours. Une formation épidermoïde située en antéro-supérieur près de l'annulus et de l'orifice de la trompe auditive. ET : trompe d'Eustache ; EAC : conduit auditif externe ; TM : membrane tympanique. D'après Levin [93].

Ceci a permis à *Muller*[154] à dire que la théorie de la **Formation Epidermoïde** est inadéquate pour expliquer la présence de cholestéatome congénital de l'épitympanum postéro-supérieur.

Liang[97], a étudié les caractéristiques immuno-histochimiques de 116 FE sur 22 rochers de fœtus et de nouveaux nés jusqu'à 8 mois post partum. Le nombre de FE trouvées par rocher varie de 1 à 23. La majorité des FE a été retrouvée dans la partie antéro-supérieure de la caisse mais certaines étaient dans la partie postéro-supérieure, (Figure 24[143]), postéro-inférieure et antéro-inférieure de la caisse. Il a conclu que la théorie de la FE est suffisante pour expliquer tous les cholestéatomes congénitaux quel que soit leurs sièges même les cholestéatomes du quadrant postéro-supérieur qui représentent 22% des cholestéatomes congénitaux[97].

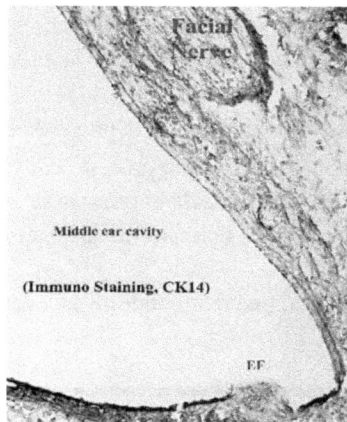

Figure 24 : Formation Epidermoïde dans la partie postéro-supérieure de la caisse chez un fœtus de 21 semaines (X 150)[143]

Toutes ces données viennent confirmer, pour la majorité des auteurs (*Michaels*, *Liang*, *Ricardo*..) que la **Formation Epidermoïde** se positionne comme le précurseur « naturel » du cholestéatome congénital.

"Is the epidermoid formation theory enough to account for all congenital cholesteatomas? Is still yes"[143]

4. Théorie de l'inclusion de Tos : [107]

C'est la dernière à être apparue (2000) et elle est due aux réflexions de *Mirko Tos*[107] sur sa propre expérience menée sur 30 ans. Pour lui, la Formation Epidermoïde avancée par *Michaels* ne peut expliquer la survenue de tous les cholestéatomes congénitaux, notamment ceux localisés ailleurs dans le mésotympanum que le cadran antéro-supérieur.

La théorie de l'inclusion s'appuie sur le fait initial que la membrane tympanique peut venir enserrer le manche ou le col du marteau et/ou l'articulation incudo-stapédienne lors de divers évènements venant émailler les premières années de la vie des cavités d'une oreille moyenne.

Une fois la membrane tympanique adhère à la structure ossiculaire, un des 4 mécanismes peut, théoriquement se produire, et entraîner le passage de cellules épithéliales dans la caisse : (Figure 25)

1. Lors de l'accolement du tympan sur les osselets au début de l'inclusion, la membrane tympanique se déchire ponctuellement, laissant sur l'osselet des restes cellulaires d'un épithélium kératinisé pendant que la membrane tympanique se restaure.

2. Lors du décollement du tympan pendant la phase de rémission.

3. Pendant la période d'adhésion pathologique, il peut y avoir soit :
- une rupture de la membrane basale et passage de cellules épithéliales.
- Une prolifération de cellules épithéliales sous la membrane basale.

Ces différents mécanismes, peuvent conduire à développer un cholestéatome derrière un tympan complet.

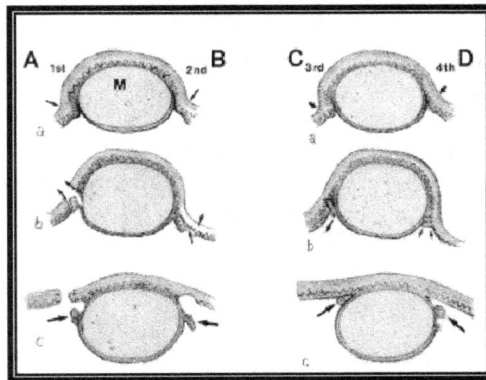

Figure 25 : Mécanisme de l'inclusion épithéliale selon Tos. M : marteau.

Aussi séduisante que puisse être cette théorie, les mécanismes qui la sous-tendent ne sont qu'hypothétiques et comme le souligne son auteur, il convient maintenant de les mettre en évidence. Encore une fois, le terme congénital serait alors galvaudé ce dont est conscient *Tos* qui, de ce fait, propose le terme de cholestéatome mésotympanique acquis.

Anatomopathologie :

1. Aspects macroscopiques du cholestéatome :
Généralement, le cholestéatome, quel qu'il soit, apparaît blanchâtre et friable. On lui distingue de grandes formes macroscopiques :

1.1. Le cholestéatome en sac ou encapsulé :
Le plus classique et le plus fréquent chez l'adulte. Il forme un sac arrondi, limité par une membrane blanchâtre, brillante, de consistance classique « marron cuit », de volume variable allant de la taille d'un pois à celle d'une grosse noix. Ses rapports avec la membrane tympanique forment un sac herniaire rempli de débris épidermique clos de toute part, recouvert partiellement d'une muqueuse plus ou moins épaissie. L'incision de membrane nacrée de la matrice du cholestéatome montre une cavité contenant une sérosité jaunâtre avec des concrétions purulentes et un amas de pallaiettes cholestéatomateuses. Il est facilement décollable, car il est séparé du plan osseux sous jacent par une couche de muqueuse.

1.2. L'épidermose envahissante ou infiltrante :
Habituelle chez l'enfant, il s'agit alors le plus souvent d'invagination marginale postérieure du tympan moulant les reliefs ossiculaires, infiltrant les moindres récessus de l'oreille moyenne. Ce drap épidermique remplace la muqueuse normale de l'oreille, prend contact avec l'os sous-jacent auquel il adhère. Son décollement est difficile, son exérèse se fait par morcellement et aspiration parcellaire.

2. Aspects histologiques du cholestéatome :
Quelque soit l'aspect macroscopique du cholestéatome, son étude histologique optique et électronique est assez univoque. La description de *Lemaitre* et *Lavrand* est toujours valable.

La matrice est formée d'une couche conjonctive, siège d'un infiltrat inflammatoire et d'un épithélium pluristratifié malpighien kératinisant, sans papille, ni annexe, mais où toutes les caractéristiques du stratum basal, spinosum, granumosum et cronéum sont présentes. Le centre amorphe est l'accumulation formée des débris de kératine des cellules cornées mortes. La présence de kératine blanchâtre signe le cholestéatome et son hyperactivité métabolique. A l'hyperkératose ou desquamation de surface répond en profondeur une hyperprolifération des cellules du stratum basal.

Grâce à l'étude au microscope électronique, il a été démontré que le cholestéatome présente le même aspect histologique que la peau du conduit et que les cellules de Merckel et de Langerhans n'existent pas au niveau de la muqueuse de l'oreille moyenne à l'état normal.

En cas de cholestéatome congénital, la matrice est plus fine avec seulement quatre épaisseurs cellulaires au lieu d'une quinzaine pour la forme acquise[93].

3. La lyse osseuse :
Cette action destructrice est la conséquence de deux actions menées en synergie :
o Une action directe, au contact de la lésion cholestéatomateuse, par sécrétions d'enzymes protéolytiques (*Bujia*[56]).
o Une action indirecte, via l'inflammation péri-lésionnelle.

Cette destruction osseuse met à nu les structures nobles sous-jacentes tels que le nerf facial, le labyrinthe, la méninge, le sinus latéral exposant ces structures fragiles.

4. Particularités immunologiques chez l'enfant :
D'après *Mayot*, le cholestéatome est caractérisé chez l'enfant par un nombre élevé de cellules de Langerhans au niveau de l'infiltrat inflammatoire de la matrice.

L'activité enzymatique est plus marquée d'où un pouvoir hyperplasique et lytique plus accentué et une évolution clinique plus agressive.

Les cellules de Langerhans sont mises en évidence en plus grand nombre dans les cholestéatomes acquis par rapport aux cholestéatomes congénitaux.

Mallet, a montré par l'utilisation d'anticorps non clonaux MIBI, qu'un index de prolifération élevé s'accompagne d'une lyse osseuse accrue et d'un risque de récidive important.

Chez l'enfant la grande susceptibilité immunitaire pourrait-elle être à l'origine de cette rapidité évolutive ?

La réduction du nombre de cellules de Langerhans permettrait-elle d'influencer la genèse du cholestéatome et ses aspects cliniques ?

Epidémiologie :

1. Incidence :

Le cholestéatome de l'enfant représente selon les auteurs 13 à 40% de l'ensemble des cholestéatomes opérés. Ce chiffre est d'autant plus élevé que la limite d'âge des enfants est élevée. L'incidence est de 25% dans les séries où les enfants sont inclus jusqu'à l'âge de 16 ans et de 40% dans les séries où l'âge limite des enfants est de 18 ans.

Dans notre série, la limite d'âge des enfants a été fixée à 16 ans. L'incidence moyenne était de 3,21 nouveaux cholestéatomes de l'enfant opérés par an.

1.1. Cholestéatome congénital :

Devant l'incidence importante de l'otite dans la population infantile, *Levenson et al* ont retiré l'absence d'antécédents otitiques comme critère de diagnostic du cholestéatome congénital[115].

L'incidence annuelle du cholestéatome congénital est estimée à 0,12 pour 100 000 enfants[107]. Sa prévalence est de 5 à 15% des cholestéatomes de l'enfant[1] et de 2 à 5% de tous les cholestéatomes [32,126].

Il apparaît que la proportion de cholestéatomes congénitaux est en progression constante due à plusieurs explications[88] :

- o Le nombre de cholestéatomes acquis est, selon plusieurs auteurs, en régression grâce à une meilleure prévention : suivi régulier et traitement radical de l'otite séromuqueuse par les aérateurs trans-tympanique et le traitement des poches de rétraction tympanique par les renforcements cartilagineux.
- o La prise de conscience de cette pathologie par les otologistes mais aussi les pédiatres a joué un rôle important dans la précocité du diagnostic.

o L'existence de dépistage systématique des troubles auditifs durant les premiers mois de la vie à l'aide de l'examen otoscopique et différents moyens d'audiométrie est en droit de permettre de détecter d'éventuelles masses rétro-tympaniques évocatrices.

o L'évolution des méthodes à visée diagnostique, notamment le microscope auriculaire et les oto-endoscopes aidés par les performances accrues de la tomodensitométrie du rocher, a permis une meilleure précision clinique.

o Aussi, le choix d'inclure les cholestéatomes avec otorrhée révélatrice a entraîné une augmentation de l'incidence des cholestéatomes congénitaux et donc de leur proportion au sein de tous les cholestéatomes.

Dans notre série, le cholestéatome congénital représente 16,6% des cholestéatomes de l'enfant opérés avec une incidence annuelle de 0,65 nouveau cas par an.

1.2. Cholestéatome acquis :

L'incidence du cholestéatome acquis chez l'enfant est estimée de 3 à 6 pour 100.000 enfants [105]. Cette incidence tend à s'élever chez les enfants prédisposés aux infections chroniques de l'oreille moyenne [105]. Il représente 70% des cholestéatomes de l'enfant[105].

On assiste à une diminution de la prévalence depuis 40 ans, corrélée à l'usage de plus en plus répandu des aérateurs transtympaniques[172].

D'autre part, il existe des enfants à risque devant faire l'objet d'une surveillance particulière dès la première année de vie (fentes vélaires ou vélo-palatines, malformations crânio-faciales, trisomie 21...).

L'incidence du cholestéatome semble varier avec les conditions socio-économiques. Elle est plus importante en cas de niveau socio-économique défavorable tel était le cas pour la majorité de nos patients. En effet, le cholestéatome acquis a représenté, dans notre série, 83,4% des cholestéatomes de l'enfant opérés. L'origine rurale a été retrouvée dans 61,36% des cas.

L'incidence du cholestéatome congénital et acquis selon les séries est étayée dans le tableau XXXVII.

Tableau XXXVII:Incidence du cholestéatome congénital et acquis de l'enfant selon les séries.

Auteurs	Année	Cholestéatome congénital	Cholestéatome acquis
Charachon[135]	1999	13%	
Kuczkowski[62]	2004	10.4%	89.6%
Notre série	**2007**	**16,6%**	**83,4%**

2. Age :

L'âge moyen de nos malades, au moment du diagnostic, était de 11,82 ans avec des extrêmes de 1 et 16 ans.

L'âge moyen selon les séries est détaillé dans le tableau XXXVIII.

Tableau XXXVIII : Age moyen selon les séries.

Auteurs	Année	Age moyen (ans)	
		Chole. cong	Chole. acq + cong
Levenson[115]	1989	4,5	-
Charachon[137]	1992	6,7	-
Triglia[81]	1993	-	10
Darrouzet[162]	2000	-	9,6
Sang[163]	2001	18	
Nelson[102]	2002	5,6	9,7
Potsic[167]	2002	13	13
DeRowe[2]	2005		10,7
Benhammou[1]	2005	6,5	9
Hiromi[90]	2006	13,3	
Shirazi[105]	2006		8
Notre série	**2007**	**11,7**	**11.82**

2.1.Cholestéatome congénital :

L'âge moyen au moment du diagnostic varie de 4 à 18 ans selon les séries. Tableau.

Dans notre série, il était de 11,7 ans avec des extrêmes de 1 et 16 ans.

Pour *McGill*, l'âge moyen de diagnostic du cholestéatome à localisation antéro-supérieur a été de 4 ans alors qu'il a été de 12 ans pour les cholestéatomes à développement postérieur[112, in163].

2.2.Cholestéatome acquis :

La plupart des séries retrouvent un âge moyen au moment du diagnostic entre 8 et 10 ans.

3. Sexe :

La majorité des publications concernant les séries de cholestéatomes de l'enfant (congénital ou non) ont trouvé une différence d'incidence liée au sexe, significativement plus élevée chez les garçons avec un sex-ratio de 2-3. *Triglia*[81] n'a pas trouvé une prédominance de sexe alors que *Edward*[35]était le seul à trouver une prédominance féminine.

Dans notre série, nous n'avons pas trouvé une prédominance de sexe. Le sex-ratio a été de 1,05. Une légère prédominance féminine a été retrouvée dans le groupe de cholestéatome congénital (SR : 0,85) alors que dans le groupe de cholestéatome acquis le sex-ratio était de 1,1.

Pour *charachon*[135], la forte prévalence de cholestéatome chez les garçons suggère une incidence de cholestéatomes congénitaux plus importante. (Tableau XXXIX)

Tableau XXXIX : Sex-ratio selon les séries.

Auteurs	Année	Sex-ratio
Triglia[81]	1993	1
Desaulty[3]	1994	1,66
Lerosey[170]	1998	2,66
Charachon[135]	1999	1,83
Darrouzet[162]	2000	1,13
Potsic[168]	2002	1,5
Ricardo[140]	2005	2,5
Hiromi[90]	2006	2,15
Shirazi[105]	2006	1,78
Notre série	**2007**	**1,05**

4. Côté atteint :

Plusieurs séries ont rapporté une prédominance de l'atteinte du côté droit [1, 162] alors que d'autres ont trouvé une prédominance d'atteinte à gauche[131]. Dans notre série nous n'avons pas trouvé une prédominance du côté atteint. En effet, parmi les 83 cholestéatomes, 41 ont touché le côté droit et 42 ont touché le côté gauche. La comparaison avec les données de la littérature est retrouvée dans le Tableau XL.

Tableau XL: Côté atteint selon les séries.

Auteurs	Année	Côté droit(%)	Côté gauche(%)
Blaser[11]	2000	54	46
Darrouzet[162]	2000	53	47
Potsic[168]	2002	46	54
Benhammou[1]	2005	57,6	42,4
Scott[6]	2006	52,5	47,5
Notre série	**2007**	**49,4**	**49,6**

5. Bilatéralité :

Le cholestéatome bilatéral est trouvé dans 4 à 16% des cas, selon les séries.

Dans notre série, l'atteinte bilatérale a été retrouvée chez 9 enfants soit 12% de toute la série. *Le cholestéatome congénital* était bilatéral dans 30% des cas alors que *le cholestéatome acquis* était bilatéral dans 8,2%.

Le Tableau XLI détaille l'incidence du cholestéatome bilatéral selon les séries.

Tableau XLI : Cholestéatome bilatéral selon les séries.

Auteurs	Année	Bilatéral(%)
Eldestein[31]	1988	4
Cruz[121]	1990	16
Triglia [81]	1993	13
Roger [42]	1995	11
Lerosey [170]	1998	3,6
Charachon [135]	1999	18
Darrouzet[162]	2000	8
Potsic[168]	2002	3
Benhammou[1]	2005	3
Hiromi [90]	2006	0
Scott [6]	2006	6
Notre série	**2007**	**12**

6. Antécédents :

6.1. Antécédents de l'oreille atteinte :

Des antécédents otitiques ont été retrouvés dans la majorité des séries avec des taux qui varie de 60 à 89%.

Dans notre série, les antécédents otitiques ont été retrouvés pour 35 oreilles soit 45% des cas. Ce taux, plus faible que celui trouvé dans la littérature, reflète d'une part, la négligence des parents des signes otologiques parfois révélateurs de pathologies plus graves et d'autre part, une insuffisance de formation en ORL des médecins de première ligne. En effet, la majorité de nos malades ont été amené à consulter au stade de cholestéatome évident.

L'otite séro-muqueuse est retrouvée dans les antécédents des enfants porteurs de cholestéatome avec des taux qui varient de 27,5% dans la série de **Triglia**[81] et 78% dans la série de **Sang**[164]. Dans notre série, elle est retrouvée dans 5% des cas seulement.

La mise en place de drain transtympanique a été notée dans les antécédents des enfants dans 27,5% des cas dans la série de **Triglia**[81] et dans 33% des cas dans la série de **Lerosey**[170]. Dans notre série, elle est retrouvée dans 2,5% uniquement.

Les antécédents de **fracture du rocher** ont été observés, comme dans notre série, dans un seul cas dans la série de **Triglia**[81]. (Tableau XLII)

Tableau XLII : antécédents de l'oreille atteinte selon les séries.

Auteurs	Episodes otitiques	OMA	OSM	ATT	Fracture du rocher	Tympanoplastie	cholestéatome
Triglia[81]	89%	6,25%	27,5%	27,5%	1,25%	11,25%	12,5%
Darrouzet[160]	60%	-	-	-	-	-	-
Lerosey[170]	70%	28%	33%	33%	-	4%	0
Benhammou[1]	-	-	30%	-	-	-	-
Sang[163]	-	78%		-	-	-	-
Notre série	45	0	5%	2,5%	1,28%	0	2,5%

6.2. Antécédents généraux :

Dans notre série, une seule malade a été porteuse d'un **syndrome de Turner**, association rapportée par *Triglia*[81].

Nous avons retrouvé un **retard mental** dans deux cas dont un était associé à un strabisme congénital.

Un terrain atopique a été rapporté dans 1 seul cas, dans notre série. *Tange*[141], en appliquant le *"multiantigen radioallergosorbent test"* (RAST) a objectivé un terrain atopique chez 41,8% des enfants porteurs de cholestéatome acquis.

Etude clinique :

Le diagnostic de cholestéatome de l'enfant est souvent porté après un retard qui varie selon les séries. Il est inférieur à 1 an dans la série de *Darrouzet*[160] et de 14,5 mois dans la série de *Triglia* [81]. Dans notre série, la latence diagnostique était de 38,74 mois.

1. Circonstances de découverte :

Le cholestéatome de l'oreille moyenne peut être découvert dans trois situations :
- présence d'un signe fonctionnel otologique
- devant une complication
- lors d'un examen ORL systématique

Dans notre série, 58% des enfants ont consulté pour un signe fonctionnel. Alors que dans 42%, une complication a été révélatrice. Le cholestéatome congénital a été révélé par une complication dans 23% alors que le cholestéatome acquis dans 49% des cas.

La découverte fortuite d'une masse blanche rétro-tympanique lors d'un examen systématique constitue le mode de révélation classique et habituel des cholestéatomes congénitaux aux Etats-Unis. Ce mode de révélation est un bon indicateur des performances de dépistage dont peuvent être capables pédiatres et ORL.

Tableau XLIII : Circonstances de découverte selon les auteurs.

Auteurs	Signes fonctionnels(%)	Complications(%)	Examen systématique(%)
Darrouzet [160]	97	3	0
Duclos [86]	88	9	3
El Jerrary [4]	98,2	1,8	0
Lerosey [170]	87	2	11
Notre série	58	42	0

La découverte sur une myringotomie d'un cholestéatome congénital est une éventualité peu fréquente malgré que classique. Dans la littérature, elle est retrouvée dans 7%[74]à 25%[85] des cas. ***Bébéar***[86]a trouvé un taux de cholestéatome congénital découvert sur myringotomie atteignant 68% des cas. Ce taux élevé conduit à penser qu'un nombre important de cholestéatome congénital se comporte comme une otite séromuqueuse. Le caractère unilatéral de cette OSM doit faire alerter.

1.1.Les signes fonctionnels :

Alors que l'hypoacousie constitue le signe fonctionnel le plus fréquent chez l'adulte, chez l'enfant, l'otorrhée représente le signe majeur.

L'otorrhée est retrouvée dans 83% des cas pour ***Triglia***[81], 87% pour ***Lerosey***[170]. Elle traduit le caractère surinfecté de la poche cholestéatomateuse. Elle est volontiers fétide, en raison de la présence de germes anaérobiques et/ou de pyocyaniques.

Dans notre série, elle était révélatrice dans 96% des cas.

Depuis 1965, il a été établi que la présence d'otorrhée doit faire réfuter le diagnostic d'un cholestéatome congénital[157]. Mais en réfléchissant sur le génie évolutif du cholestéatome congénital, on peut très bien considérer que l'augmentation de taille de cette lésion peut aboutir à deux phénomènes :
- L'obstruction de la partie distale de la trompe d'Eustache qui a pour corollaire de précipiter une otite séromuqueuse qui, à la faveur d'une infection rhino-pharyngée, peut se surinfecter en otite moyenne aigue

éventuellement purulente. La perforation tympanique qui peut survenir et l'otorrhée ne peuvent donc pas classer la lésion comme acquise.

- La perforation tympanique peut être de dedans en dehors due à la croissance du cholestéatome. Cette considération a été évoquée par plusieurs auteurs : **Peron**[29], **House**[84], **Levenson**[115], **Zappia**[74], **Duclos**[86], **Koltai**[131]. Pour eux et même pour **Derlacki** et **Clemis**, depuis 1965, « il est très difficile voir impossible de déterminer l'origine congénitale ou acquise du cholestéatome à partir du moment où le cholestéatome congénital se surinfecte ».

C'est ainsi que la présence d'une otorrhée n'a pas été considérée, dans notre série, comme critère d'élimination dans la suspicion diagnostique de cholestéatome congénital. L'otorrhée a été présente dans tous nos cas de cholestéatome congénital.

L'hypoacousie est le 2ème signe d'appel du cholestéatome de l'enfant dans la majorité des séries. Elle représente le signe fonctionnel principal pour **Duclos**[86],**Kuczkowski**[62] et **Hiromi**[90]. Elle est rarement ressentie chez l'enfant de moins de 5-6 ans. Elle peut être découverte soit à l'occasion d'un dépistage, soit devant l'impression parentale ou grâce au comportement observé par le professeur d'école ou le personnel de crèche.

Dans notre série, l'hypoacousie a été mentionnée dans 54% des cas.

Tableau XLIV : Pourcentage de l'otorrhée et hypoacousie révélatrices selon les séries.

Auteurs	Année	Hypoacousie (%)	Otorrhée (%)
Triglia[81]	1993		83
Lerosey[170]	1998		87
Duclos[86]	1999	88	
Kuczkowski[62]	2004	98.3	85.4
Masaaki[87]	2005	52	
Hiromi[90]	2006	60	17,5
Notre série	**2007**	**54**	**96**

1.2. Les complications :

Chez l'enfant, l'incidence de complications, telle que fistule labyrinthique ou parésie faciale est moindre que chez l'adulte (*Hildman*[52], *Parisier*[in127], *Romanet*[127], *Sheehy*[77])

La fréquence des complications révélatrices selon les séries est détaillée dans le tableau XLV.

Tableau XLV : Fréquence des complications révélatrices selon les séries.

Auteurs	Année	Complications révélatrices(%)
Hannion[169]	1988	6
Rachidi[5]	1996	33
Lerosey[170]	1998	2
Duclos[86]	1999	9
Tos[107]	2000	0
Notre série	2007	42

Plusieurs auteurs insistent sur le fait que l'apparition d'une **mastoïdite aigue** chez le grand enfant doit faire suspecter fortement un cholestéatome sous-jacent[91, 123]. De même, la présence, dans les prélèvements bactériologiques, de bactéries à Gram négatif (*Pseudomonas, Protéus*) chez un enfant présentant une mastoïdite aigue, doit être assimilée à l'existence d'un cholestéatome surinfecté[123].

La majorité des auteurs sont en accord que l'apparition d'une **fistule labyrinthique** est corrélée à la durée d'évolution de la maladie ce qui explique qu'elle est plus rarement observée chez l'enfant que chez l'adulte [128].

La paralysie faciale constitue un mode de révélation rare d'après la plupart des auteurs. Sa fréquence est estimée à 1-2 % des otites chroniques cholestéatomateuses[162]. *Duclos*[86]a trouvé 9% de paralysie faciale bien qu'elle n'ait pas constitué la circonstance de découverte.

Cawthorne[153] en 1964, présenta sa série de cholestéatome congénital en insistant sur le fait que la paralysie faciale est constante.

Dans notre série, la paralysie a été révélatrice dans un seul cas de cholestéatome acquis.

Les complications encéphalo-méningées telles que méningites, abcès du cerveau et du cervelet, empyème sous-dural, thrombophlébite du sinus latéral sont devenues rares[162].

2. Les données otoscopiques :

En pratique, l'otoscopie chez l'enfant est parfois difficile imposant la réalisation d'un examen sous sédation, en particulier si l'imagerie n'est pas contributive.

2.1. L'examen du conduit auditif externe :

La présence d'un polype sentinelle, rouge et charnu ou d'une croûte peuvent masquer une otite chronique cholestéatomateuse. Pour *Fleury*[125], la présence d'un polype attical doit faire suspecter d'emblée la présence d'un cholestéatome sous-jacent. *Kathleen*[24] pense que l'examen anatomopathologique des polypes du conduit doit être impératif pour éliminer une éventuelle histiocytose ou un rhabdomyosarcome.

Dans notre série, le polype inflammatoire du conduit a été retrouvé dans 45% des cas lors du premier examen. L'examen anatomopathologique a montré, quand il a été réalisé, l'aspect d'un bourgeon charnu du conduit auditif externe.

2.2. L'examen du tympan :

Comme chez l'adulte, de nombreux aspects otoscopiques peuvent correspondre à un cholestéatome. On peut distinguer schématiquement :

o Le cholestéatome épitympanique ou attical pur : on note une destruction du mur de l'attique avec parfois inflammation atticale (classique atticite cholestéatomateuse).

o Le cholestéatome mésotympanique : la membrane tympanique est habituellement perforée laissant apparaître des débits épidermiques, la destruction ossiculaire est fréquente. La région du rétrotympanum est fréquemment envahie au cours de la progression du cholestéatome. L'extension mastoïdienne est également fréquente.

o Le cholestéatome à tympan fermé : qu'il s'agisse d'une forme congénitale ou acquise, l'examen otoscopique attentif montre une masse blanchâtre bombant en arrière d'un tympan normal.

o Dans les formes frontières, entre poche de rétraction et cholestéatome, le diagnostic est parfois difficile et l'examen oto-endoscopique prend ici toute sa valeur.

Dans notre série, **la perforation tympanique** a été l'aspect otoscopique dominant retrouvé chez 53% de l'ensemble de nos malades. Cette dominance des perforations par rapport aux autres aspects otoscopiques a été trouvée par *Rachidi* [5] (80%) et *Triglia*[81].

Nous ne l'avons pas considérée comme un élément d'exclusion du diagnostic d'un cholestéatome congénital puisque selon plusieurs auteurs, une perforation de siège inhabituel en cas d'otite moyenne chronique cholestéatomateuse est en faveur de l'origine congénitale.

Concernant **les poches de rétraction**, elles ont été retrouvées dans 22% des cas. La PDR était postéro-supérieure dans 86% des cas et non contrôlable dans 60% des cas.

Les aspects otoscopiques retrouvés dans la littérature sont détaillés dans le Tableau XLVI.

Tableau XLVI : Aspects otoscopiques selon les auteurs.

Auteurs	Année	Perforation(%)	PDR (%)	Tympan normal(%)
Triglia[81]	1993	100	0	0
Lerosey[170]	1998	37	84	9
Darrouzet[159]	2002	38	52	10
Notre série	**2007**	**53**	**22**	**4,4**

La découverte d'une **masse blanche rétro-tympanique** est fortement évocatrice d'un cholestéatome congénital, surtout lorsqu'elle est localisée dans le quadrant antéro-supérieur c'est ainsi pour *Schwartz*[1], le diagnostic de cholestéatome congénital peut se poser à partir des 6 semaines de vie. (Tableau XLVII)

Tableau XLVII: Pourcentage de masse blanche rétro-tympanique révélatrice selon les séries.

Séries	Années	%
Levenson[115]	1989	67
Mc Gill[112]	1991	60
Grundfast[89]	1995	8
Zappia[74]	1995	21
El Jerrary[4]	1995	0
Lerosey[170]	1998	11

Duclos[86]	1999	3
Darrouzet[160]	2000	0
Potsic[168]	2002	82
Notre série	**2007**	**0**

2.3.Siège des lésions :

Dans notre série, l'atteinte de la Pars tensa a été retrouvée dans 65% des cas. Cette prédominance des lésions de la Pars tensa a été retrouvé également par *Triglia*[81]dans 84,5% et par *Darrouzet*[160]dans 66%.

Chez l'adulte, le point de départ des lésions est au niveau du Shrapnell dans 58% des cas et au niveau postérieur dans 26% des cas[135].

Dans notre série, le quadrant postérieur était le site privilégié.

Cette constatation a été retrouvée dans plusieurs séries de cholestéatome congénital[74,107, 164, 168].

Les examens auditifs :

1. L'audiométrie tonale liminaire :

L'audiométrie tonale se heurte au jeune l'âge de certains enfants qui interdit la réalisation d'un audiogramme tonal à oreilles séparées. Il existe souvent une surdité de transmission qui est due essentiellement à la réaction inflammatoire et/ou la destruction tympano-ossiculaire. Le Rinne est parfois peu important ce qui n'élimine pas la possibilité d'un cholestéatome étendu. En effet, *Friedberg*[58], en 1994, met en garde que le cholestéatome congénital en remplaçant les osselets détruits, peut assurer elle-même un effet columellaire et donc n'entraîner qu'une perte auditive minime faussement rassurante. D'autre part, la localisation antéro-supérieure et circonscrite de certains cholestéatomes congénitaux s'accompagne d'une perte auditive minime.

Dans notre série, une audition normale a été retrouvée chez un seul malade soit 1,5%. La surdité était de transmission dans 72% des cas et mixte dans 20% cas. Un seul enfant était cophotique au moment du diagnostic. La perte moyenne initiale en conduction aérienne de l'ensemble de nos malades est de 52,33dB avec Rinne moyen initial de 33,5dB. La comparaison de nos résultats avec ceux de la littérature est dans le Tableau XLVIII.

Tableau XLVIII : Le Rinne préopératoire selon les séries.

Auteurs	Année	Rinne moyen initial (dB)
Tos[110]	1983	36-40
Mills et Padgham[145]	1991	29
Triglia[81]	1993	30
Roger [43]	1994	26.5
Desaulty[3]	1994	29
Duclos[86]	1999	37
Darrouzet[162]/	2000	30
Notre série	2007	33,5

2. Les potentiels évoqués auditifs :

Ils peuvent fournir un complément d'information chez le sujet jeune ou le patient handicapé [127].

3. L'étude de fonction tubaire :

Elle n'est pas un examen de routine dans le bilan du cholestéatome même si sa dysfonction est souvent évoquée[127].

L'imagerie du cholestéatome :

1. Incidence de Schüller :

C'est un examen facile, peu onéreux. Il apporte, sous réserve d'une lecture attentive tenant compte des résultats de l'examen clinique, plusieurs renseignements utiles[125] :

o le degré de pneumatisation des cellules mastoïdiennes.
o La qualité de l'os : signes d'ostéite.
o comparaison des deux mastoïdes.
o apprécie la situation du sinus latéral par rapport à la voie d'abord.

Dans notre série, cet examen a été réalisé dans 30 cas. Il a montré une lyse osseuse dans 10% des cas et une éburnation mastoïdienne dans 83% des cas. La mastoïde a été pneumatisée dans 6,6%.

Une mastoïde éburnée a été retrouvée dans 60% des cas pour **Rachidi**[5]et dans 68% pour **El Jerrary**[4]. Dans la série de **Lerosey**[170], la mastoïde était pneumatisée dans 56% des cas.

Actuellement, cet examen n'a plus d'indication[127]. Il est supplanté par la tomodensitométrie.

2. La tomodensitométrie :

L'imagerie moderne occupe actuellement une place primordiale dans la prise en charge des cholestéatomes de l'oreille moyenne[38]. Lors du bilan préopératoire, l'exploration radiologique repose essentiellement sur le scanner [25].

Le scanner des rochers apparaît donc actuellement comme un examen systématique [25, 42]et indispensable au bilan initial d'un cholestéatome de l'oreille moyenne. Alors que pour certains auteurs[35, 53, 94], le scanner préopératoire ne constitue pas un examen systématique et le recours à la TDM à visée diagnostique ne se justifie qu'en présence de doute diagnostique ou si on suspecte une complication d'autant plus que les coupes TDM fines augmentent les doses d'irradiation délivrées aux patients. De ce fait, la pratique du scanner du rocher doit être soumise aux principes de limitation des expositions aux rayonnements ionisants. La radioprotection doit être impérative chez l'enfant[127].

Dans notre série, nous étions partisans de cette dernière attitude. Le scanner a été demandé devant la forte suspicion de complication. Il a été réalisé, alors, dans 16 cas. Il a pu mettre en évidence un abcès cérébral dans 3 cas et une thrombose du sinus latéral dans 6 cas.

Faut-il changer notre attitude et pratiquer systématiquement un scanner chez l'enfant ? En effet, le faible pourcentage de récidive et l'absence de grandes surprises anatomiques peropératoires ne plaident pas en faveur de sa pratique systématique.

2.1.Technique :
o On doit réaliser une étude axiale sur un scanner multibarette, haute résolution avec un algorithme osseux dans le plan du canal semi-circulaire latéral.

o Epaisseur de coupes de 0,5 à 0,7 mm.

o Reconstructions multiplanaires :

o Coronales : pour l'étude du tegmen et de la chaîne ossiculaire.

o Sagittales : pour les canaux semi-circulaires.

o Curvilignes pour le nerf facial, la chaîne ossiculaire et la cochlée

2.2. Sémiologie tomodensitométrique des cholestéatomes de l'oreille moyenne :

Les deux signes tomodensitométriques cardinaux (mais non pathognomoniques) en faveur du diagnostic de cholestéatome sont une masse tissulaire des cavités tympano-mastoïdiennes et une ou plusieurs zones d'ostéolyse [25][(D, 2006)3]. Ces deux signes sont le plus souvent associés.

2.2.1. La masse tissulaire :

La masse tissulaire des cavités de l'oreille moyenne se présente comme une opacité de densité homogène, non calcifiée. Si cette opacité ne comble pas tous les espaces aériques des cavités tympano-mastoïdiennes, elle se présente comme une opacité nodulaire, souvent polylobée, aux contours convexes. Elle peut également exercer un effet de masse sur la chaîne ossiculaire, entraînant un déplacement en dedans de celle-ci, vers la paroi médiale de la caisse.

2.2.2. L'ostéolyse :

L'ostéolyse, témoignant du caractère agressif des otites chroniques cholestéatomateuses, doit être recherchée au niveau des parois des cavités tympano-mastoïdiennes et de la chaîne ossiculaire. L'érosion de la paroi latérale de l'attique (lyse du mur de la logette) est classique et évocatrice d'un cholestéatome[97]. Lorsque cette érosion est limitée et difficile à affirmer, il convient de comparer cette structure au côté opposé lorsque celui-ci est sain. Les autres zones d'ostéolyse des parois des cavités tympano-mastoïdiennes témoignent habituellement d'une certaine extension du cholestéatome voire de complications : lyse du tegmen, érosion du canal facial, fistule labyrinthique.

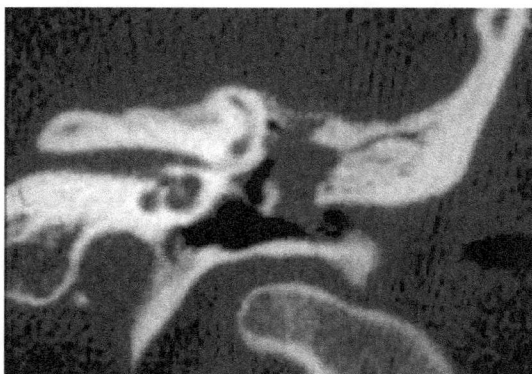

Figure 26 : TDM oreille gauche (coupe coronale) : aspect typique d'un cholestéatome épitympanique avec érosion du mur de la logette, opacité nodulaire de densité « tissulaire » polylobée, aux contours irréguliers et bords convexes exerçant un effet de masse sur la chaîne ossiculaire.

2.3. Extension et complications des cholestéatomes de l'oreille moyenne :

L'extension d'un cholestéatome peut être approchée grâce au scanner, mais cet examen connaît des limites pour la détermination exacte de ces zones d'extension. En effet, la masse cholestéatomateuse est fréquemment accompagnée d'un épanchement ou de tissu fibro-inflammatoire, que le scanner ne peut distinguer. Si une petite opacité nodulaire atticale ou attico-antrale entourée d'air est habituellement bien corrélée aux constatations chirurgicales, une opacité complète des cavités tympano-mastoïdiennes ne permet pas de préjuger des extensions exactes du cholestéatome.

La recherche de complications fait partie intégrante de l'analyse préopératoire du scanner : lyse du tegmen, fistule labyrinthique ou cochléaire, ou érosion de la coque du canal facial.

2.4. Bilan anatomique des cavités tympano-mastoïdiennes :[25]

Le volume et la pneumatisation des cavités tympano-mastoïdiennes doivent être appréciés sur le scanner préopératoire, car ils peuvent influencer sur le choix de la technique chirurgicale. Schématiquement, le recours à une tympanoplastie en technique ouverte sera plus facilement décidé en cas de mastoïde de petite taille et faiblement pneumatisée, alors que l'on optera habituellement pour une tympanoplastie en technique fermée devant une mastoïde de grande taille et fortement pneumatisée.

Enfin, les variantes anatomiques pouvant occasionner des risques supplémentaires lors de l'intervention doivent être dépistées en pré-opératoire : sinus sigmoïde superficiel ou procident, tegmen procident pouvant rendre délicat l'accès à l'antre ou à l'attique, procidence du canal facial dans sa deuxième portion ou variation du trajet de sa troisième portion, procidence et/ou déhiscence de la coque osseuse du golfe de la jugulaire ou de la carotide intra-pétreuse, épaisseur des parois osseuses du méat auditif externe en cas d'étroitesse du conduit pouvant nécessiter la réalisation d'une canaloplastie.

Le scanner des rochers apparaît donc comme un élément clé de la stratégie chirurgicale d'un cholestéatome de l'oreille moyenne.

3. L'imagerie par résonance magnétique :

3.1. Technique :[117, 124]

La technique d'étude adoptée est la pratique de :

o Coupes axiales T1 et T2, de 2 à 3 mm centrées sur l'oreille moyenne.

o Coupes axiales écho de gradient T2 CISS, 0,7-0,9 mm d'épaisseur avec reconstructions multiplanaires.

o Diffusion de 3 mm d'épaisseur, en biplan, en technique échoplanaire (EPI) et si possible non EPI.

o Coupes axiales et coronales T1 après injection de gadolinium, 2 à 3 mm d'épaisseur, saturation de la graisse si besoin.

o Coupes axiales et coronales tardives 45 minutes après injection de gadolinium pour différencier le cholestéatome d'un tissu fibreux qui peut se rehausser tardivement à la différence du cholestéatome qui ne se rehausse jamais.

3.2. Sémiologie :[36]

Le signal du cholestéatome est variable suivant les séquences utilisées : il apparaît en hypersignal T2 différent du signal du liquide cérébro-spinal, en isosignal T1. Après injection de produit de contraste, il n'existe pas de rehaussement, même tardif (intérêt des séquences tardives 45 minutes après injection de gadolinium). (Tableau XLIX)

Le coefficient de diffusion est élevé, l'eau ne diffusant pas dans le cholestéatome, il apparaît en hypersignal en b long (> 800) avec diminution du coefficient de diffusion.

Tableau XLIX : Signal IRM des comblements de l'oreille moyenne[136].

Signal	T1	T2	T1 gado	Diffusion
Cholestéatome	Iso	Hper	-	↑
Granulome à cholestéroline	Hyper	Hyper	-	↑
Polype inflammatoire/ fibrose	Iso	Iso	+/-	-

3.3.Intérêt :

3.3.1. En préopératoire :

L'IRM est devenue, pour certains auteurs (***Casselman***), un examen de routine dans sa séquence diffusion[127].

o Le diagnostic positif de cholestéatome :

Le protocole d'imagerie utilisé par Officiers et Casselman est le suivant :

o Si le scanner est normal, pas d'IRM.

o Si le scanner montre un tissu dans les cavités de l'oreille moyenne et si le diagnostic n'est pas fait par l'otoscopie, une IRM est demandée pour faire la différence entre cholestéatome, granulome à cholestérine, tissu fibreux ou inflammatoire, graisse. La limite de sensibilité de l'IRM pour le diagnostic de cholestéatome est liée à la résolution (épaisseur de coupe de 3mm) et aux artéfacts en mode de diffusion (déformation et hypersignal entre la fosse moyenne et les cavités paratympaniques). Ces deux limitations devraient être surmontées grâce à des nouvelles techniques (séquence non EPI en séquence de diffusion).

o L'extension intralabyrinthique :

L'IRM a une indication très spécifique et particulière dans les cas de fistules labyrinthiques. En utilisant le protocole gradient écho T2 ou fast spin écho, l'IRM peut mettre en évidence le degré de pénétration du cholestéatome intralabyrinthique et la présence de tissu fibreux. Ceci permet en préopératoire d'évaluer les possibilités d'exérèse tout en respectant le labyrinthe membraneux.

3.3.2. En postopératoire :

Le rôle de l'IRM dans la surveillance postopératoire des cavités opératoires après intervention pour cholestéatome est beaucoup plus intéressant[117]. De façon schématique, le comblement de la cavité opératoire par une masse tissulaire est souvent non spécifique en scanner. Il peut correspondre à une hypertrophie inflammatoire de la muqueuse de la caisse du tympan ou à du tissu cicatriciel ne nécessitant pas de geste chirurgical particulier. En revanche, s'il s'agit d'un cholestéatome résiduel ou récidivant, une ré-intervention doit être envisagée. Depuis quelques années, l'IRM est utilisée pour différencier cholestéatome et fibrose. Sa technique est particulière : antenne de surface, coupes T1 fines (2 mm) 30 minutes après injection du gadolinium, diffusion[147]. Lorsque la masse résiduelle est rehaussée de façon nette après injection, c'est du tissu cicatriciel. Lorsqu'elle est en hyposignal T1 et ne se rehausse pas, c'est un cholestéatome[37]. En diffusion, le cholestéatome apparaît en hypersignal sur le b-1000. Le comblement peut être hétérogène, avec des zones en hyposignal au sein d'une prise de contraste globale (perles de cholestéatome entourées par du tissu cicatriciel)[37]. Il faut impérativement avoir un scanner des rochers de référence récent, pour analyser les images. En effet, les calcifications au sein de la masse sont aussi en hyposignal.

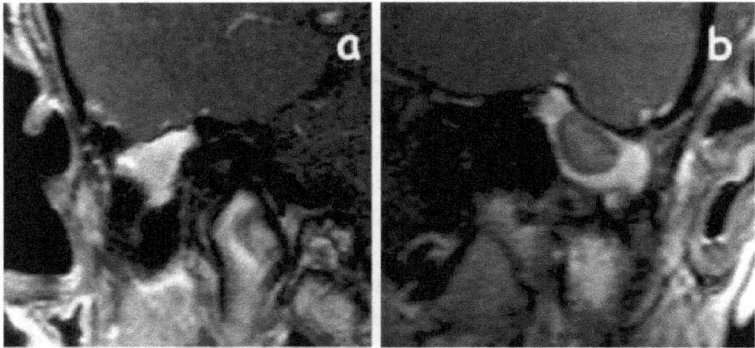

Figure 27 :Différents aspects IRM en séquences T1 retardées (45 mn) après injection de gadolinium, chez 2 patients présentant une opacité diffuse non spécifique des cavités tympano-mastoïdiennes 12 mois après une tympanoplastie en technique fermée. a. Réhaussement tardif de la masse tissulaire en rapport avec la présence de tissu cicatriciel fibro-inflammatoire (oreille droite). b. Zone nodulaire ne se réhaussant pas même tardivement après injection de gadolinium correspondant à un cholestéatome résiduel (lui-même entouré de tissu fibro-inflammatoire se réhaussant tardivement). [37]

Le traitement :

A. Buts :

Le but est d'éradiquer la maladie cholestéatomateuse et traiter ses complications.

B. Moyens :

1. Le traitement médical :

La connaissance du profil bactériologique des infections au cours des otites cholestéatomateuses de l'enfant est de grande importance car elle va guider l'antibiothérapie probabiliste préopératoire afin de réduire l'inflammation et d'améliorer les conditions opératoires.

Le prélèvement de pus doit être réalisé à partir du conduit auditif externe dans les conditions d'asepsie. Le prélèvement est mis, par la suite, en culture en milieu aérobie et anaérobie.

Dans notre série, l'examen a été négatif dans 16% des cas. Cela serait dû, pour certains auteurs[12], à une antibiothérapie préalable ou à des germes anaérobies.

Pour **Darrouzet**[158], le nombre important de prélèvements négatifs ou polymicrobiens diminue l'intérêt de la pratique de prélèvement bactériologique. Plusieurs auteurs insistent sur la fréquence du *Pseudomonas aeruginosa*, du *Protéus mirabilis*, le *Staphylocoque auréus* et des *anaérobies* (**Brook**[54], **Fairbancks**[30], **Vartiainen**[33]).

Dans notre série, le *Pseudomonas aeruginosa* a été isolé dans 37% des prélèvements, suivi du *Protéus mirabilis* dans 16% des cas ; le *Staphylocoque auréus* n'a été isolé que dans 5% des cas.

En fait, il s'agit d'une activation de la flore saprophyte du conduit, par modification de l'écologie de l'oreille inflammatoire. Il en est de même pour les otomycoses qui peuvent être associées[127].

Il est établi, actuellement, qu'une des raisons de persistance et de récidive de l'infection de l'otite chronique cholestéatomateuse serait la formation d'un biofilm microbien particulièrement résistant aux antibiotiques[127]. Certains antibiotiques considérés comme résistants, tels que les macrolides, pourraient avoir un effet bénéfique en détruisant ce biofilm[127].

2. Traitement des complications :

2.1. La méningite purulente :

Le traitement repose sur l'antibiothérapie intraveineuse après prélèvements bactériologiques (céfotaxime et métronidazole)[13]adaptée secondairement à l'antibiogramme.

Le traitement chirurgical du cholestéatome est le plus souvent réalisé dans un second temps[13].

Ces méningites otogènes sont responsables de séquelles neurologiques dans 18 % des cas[69].

2.2. Abcès intra-parenchymateux :

2.2.1. Localisation temporale :

L'attitude vis-à-vis de l'abcès et du cholestéatome dépend en revanche de la présence ou non de signes de gravité.

En présence de signes d'hypertension intracrânienne, l'attitude consensuelle est la ponction neurochirurgicale de l'abcès plutôt que son abord chirurgical[61].

En revanche, si tableau clinique et imagerie sont rassurants, un drainage par voie mastoïdienne peut constituer un moyen de traitement simultané de la pathologie causale et de sa complication. En effet, l'exérèse du cholestéatome permet le plus souvent d'exposer la zone de rupture méningée constituant la voie de diffusion de l'infection, et de drainer l'abcès par voie otologique dans le même temps opératoire[93]. Lors de la fermeture, la zone de déhiscence doit bien évidemment être reconstruite.

L'exclusion d'oreille avec comblement graisseux de la cavité et fermeture du CAE sera réservée aux cas où l'importance du défect méningé.

2.2.2. Localisation cérébelleuse :

Un geste d'évacuation de l'abcès est le plus souvent réalisé en extrême urgence compte tenu du blocage ventriculaire rapide dans cette localisation et du risque majeur d'engagement[13].

Un drainage par voie de mastoïdectomie ne pourra être réalisé qu'à condition que l'abcès soit de petite taille et facilement accessible dans le triangle de Trautmann.

2.3.Thrombophlébite du sinus latéral

Le traitement est médicochirurgical[15].Le traitement médical repose sur l'antibiothérapie, le traitement anticoagulant n'étant pas recommandé par la plupart des auteurs[72]. Le traitement chirurgical comprend l'exérèse du cholestéatome et une attitude vis à vis du sinus latéral qui dépend de son degré d'occlusion évalué par une ponction :

- o si celle-ci ramène du sang, il convient alors de réaliser une dénudation large du sinus, sans geste sur le thrombus ;
- o si la thrombose est complète et étendue, on pratique une incision avec thrombectomie partielle et occlusion complète du sinus.

3. Traitement du cholestéatome :

Il s'agit d'une part l'exérèse complète du cholestéatome et d'autre part empêcher les récidives.

Ces deux objectifs intimement liés, l'exérèse et la prévention sont régis par des principes différents et même contradictoires : être radical vis-à-vis le cholestéatome et conservateur vis-à-vis l'oreille moyenne. Tel est le problème clef de toute chirurgie du cholestéatome.

3.1.Voies d'abords :

3.1.1. La voie d'abord postéro-supérieure (rétro-auriculaire) :

Dans notre série, elle a été la seule réalisée dans tous les cas aussi bien en cas de technique fermée ou ouverte.

Elle permet aussi bien un jour direct sur le conduit, grâce aux écarteurs qui refoulent le pavillon en bas et en avant, qu'un jour oblique sur l'angle tympano-méatal antérieur. Elle permet aussi dans les meilleures conditions la conservation du conduit osseux et l'ouverture des cavités et de la tympanotomie postérieure.

Le seul inconvénient de cette voie d'abord est de favoriser la ptose du bord antérieur de la conque au contact de la paroi antérieure du conduit auditif externe. En fin d'intervention il faut donc suspendre énergiquement le périoste et le périchondre antérieur de cette incision au périoste postérieur[135].

Chez le nourrisson, l'incision doit être menée avec beaucoup de prudence, car le nerf facial peut être exposé au cours d'une incision trop basse en raison de l'émergence du trou stylo-mastoïdien plus superficielle que chez l'adulte.

3.1.2. La voie endorale :

Pour ***Bruzzo***[98], la voie la plus élégante est l'abord endoral avec une tympanotomie supérieure. Elle est réservée pour le cholestéatome purement attical avec un espace suffisant entre la dure-mère et le conduit auditif externe. Elle peut être élargie en haut et en arrière ou associée à la voie rétro-auriculaire.

Elle a été réalisée dans 71% des cas dans la série de ***Bruzzo***[98]de cholestéatome à chaîne intacte.

3.2. La technique fermée :

Elle a été utilisée depuis 1966 et réalisée en deux temps depuis 1973 pour éliminer les cholestéatomes résiduels[133,135].

La technique fermée englobe les techniques chirurgicales qui respectent ou restaurent le conduit auditif externe, de telle sorte qu'en fin d'intervention il existe un conduit osseux aux dimensions voisines de la normale.

Une fois l'antromastoïdectomie effectuée avec respect du conduit, l'opérateur réalisera alors en fonction de l'extension des lésions, une tympanotomie supérieure pour nettoyer l'attique et une tympanotomie postérieure pour accéder au recoin postéro-supérieur de la caisse.

3.2.1. Tympanotomie postérieure :

La tympanotomie postérieure est une aire triangulaire dont la base supérieure répond à la fossa incudis, et dont les deux autres côtés définissent l'angle chordo-facial de Plester. Les repères en sont la saillie du canal semi-circulaire externe, la courte apophyse de l'enclume, la rainure du digastrique. Elle nécessite le repérage à la fraise diamantée de la troisième portion du nerf facial.

Chez l'enfant, du fait de la pneumatisation mastoïdienne, de l'obliquité du conduit et d'un coude du facial plus ouvert, la portion descendante du nerf facial apparaît plus postérieure par rapport au cadre tympanique que chez l'adulte. Ce qui permet chez l'enfant une tympanotomie postérieure « relativement large ».

Au travers de la tympanotomie postérieure, le chirurgien doit pouvoir visualiser : la superstructure de l'étrier, la pyramide, la fosse ovale, la fosse ronde, l'axe de la cavité tympanique jusqu'au protympanum.

L'extension inférieure de la tympanotomie postérieure proposée par ***Wengen***[in127] permet de mieux accéder à l'orifice du sinus tympani et ainsi d'en assurer le nettoyage.

Pour ***Roger***[43], la tympanotomie postérieure n'est pas systématique. Il signale que les lésions limitées du récessus facial, peuvent être enlevées par voie du conduit en s'aidant d'une résection limitée du cadre qui sera reconstruit dans le même temps opératoire.

Dans notre série, la tympanotomie postérieure a été réalisée dans 2 cas.

3.2.2. L'otoendoscopie :

Le contrôle préopératoire endoscopique de la qualité de l'exérèse est un appoint utile et simple. Mais cela ne modifie en aucun cas le principe d'exérèse sous microscope opératoire. La fiabilité optique des endoscopes nécessite un champ opératoire non hémorragique. L'endoscopie est facilement pratiquée lorsque l'étrier est absent, elle est plus délicate lorsque la chaîne est intacte du fait du risque de labyrinthisation par mobilisation et dislocation ossiculaire.

Cette endoscopie est pratiquée avec différents endoscopes et des instruments coudés. Elle permet de désinvaginer, sous contrôle vidéo, des fragments de matrice épidermique du sinus tympani, de contrôler l'attique antérieure, le versant attical du mur de la logette, et la face antéro-externe de la tête du marteau.

Pour **Ken**[88], **Potsic**[168] et **Good**[47], l'otoendoscopie permet de réduire le taux de cholestéatome résiduel.

Les miroirs de **Zini** donnent une image plus difficile à interpréter.

Les microfibroscopies tubaires restent une technologie de recherche, laquelle n'a pas encore reçu d'applications pratiques.

3.2.3. La reposition de la paroi postérieure du conduit :

Décrite par **Murcia Garcia** en 1970, et a été dénommée par **Richards** par « volet ostéoplastique postérieur » ou « mobile bridge ». Elle a été techniquement améliorée par **Feldmann** en 1977 grâce à une miro-scie oscillante qui a permis une découpe sans perte de substance osseuse[127]. Diffusée récemment par les travaux de **Babighian**[40]. Son principe consiste à l'ablation temporaire en bloc de tout le couvercle externe osseux de la cavité tympanique pour exposer l'attique et le récessus sus-tubaire et améliorer l'abord vers le rétrotympanum et le sinus tympani.

Il s'agit donc d'une technique conservatrice qui s'exécute par une « dépose-repose » orthopédique du canal osseux postéro-supérieur après tympanotomies supérieure et postérieure. Certains lui ont donné le nom de « technique refermée ».

3.3. La technique ouverte :

Le terme de tympanoplastie en technique ouverte désigne l'association d'un geste sur les cavités osseuses à type d'évidement pétro-mastoïdien et d'un geste sur le système tympano-ossiculaire à type de tympanoplastie.

C'est la création d'une cavité unique réunissant l'ensemble des cavités antro-attico-mastoïdiennes avec le conduit auditif externe par suppression de la paroi postérieure et du mur de la logette.

Le geste sur les cavités osseuses peut être plus ou moins étendu selon les besoins et la pneumatisation, mais comporte toujours le sacrifice du conduit auditif externe osseux.

Cette suppression du conduit auditif externe osseux offre un meilleur contrôle visuel et donc une exérèse plus sûre du cholestéatome.

Le geste sur le système tympano-ossiculaire comporte au minimum la réfection d'une néo-membrane, voire un rétablissement columellaire.

3.4. Les ossiculoplasties :

Les interruptions de chaîne ossiculaire sont fréquentes, soit spontanément par le cholestéatome, soit au cours de la chirurgie.

3.4.1. En technique fermée :

Elle peut être réalisée lors du premier temps opératoire. Ainsi, l'ossiculoplastie participe au maintien du tympan en bonne position et évite le collapsus de la greffe sur le fond de caisse.

En revanche, le temps fonctionnel sera reporté à un deuxième temps lorsque la muqueuse de la caisse est inflammatoire. Il est préférable, dans ce cas, lors du premier temps, de placer une lame de silastic afin de maintenir un espace aérien atrial, et de prévenir tout accolement tympan-paroi interne de la caisse.

En cas d'étrier complet et mobile, l'utilisation de matériaux autologues (corps d'enclume, tête de marteau, corticale osseuse ou plateaux cartilagineux) est préconisée. Si les matériaux autologues ne sont pas utilisables ou ne paraissent pas adaptés à la situation locale, on utilisera une prothèse partielle (PORP), avec une préférence actuelle pour les prothèses en titane du fait de leur légèreté, de leur rigidité et de leur facilité de mise en place, à condition de les positionner sous un cartilage de renforcement.

En cas de lyse de la superstructure de l'étrier et de platine mobile, les prothèses totales (TORP) représentent le matériel de choix. Les matériaux offrant la meilleure biocompatibilité sont l'hydroxyapatite et le titane. Actuellement le choix se porte plutôt sur les prothèses en titane, pour leur facilité de mise en place. Une platine de l'étrier fragile peut être renforcée par un greffon conjonctif (périchondre, aponévrose, graisse écrasée).

3.4.2. En technique ouverte :

Ce geste ne sera pratiqué qu'en présence d'une aération et d'une muqueuse de caisse correcte.

Différentes possibilités techniques s'offrent à l'opérateur :

o   myringo-stapédopexie en cas d'étrier restant.

o   Tympanoplastie type III en cas de platine sans superstructure.

o   La tympanoplastie type IV a été proposée par certains auteurs en l'absence de reliquat ossiculaire avec moulage de la platine.

3.5. Le second look :

Le second look, après une technique fermée, est systématique et obligatoire pour plusieurs auteurs[98, 99]. Il est réalisé 12 à 18 mois plus tard chez l'enfant jusqu'à 24 mois plus tard chez l'adulte[135].

Il n'est plus systématique pour autres auteurs [100, 127]. Pour eux l'indication d'un 2ème temps opératoire de révision des cavités de l'oreille moyenne est prise :

■   en peropératoire en présence d'un cholestéatome étendu, infecté, adhérent quel soit l'âge du patient.

■   Après une technique fermée devant l'apparition d'une poche de rétraction ou de tissu de granulation au fond du conduit, la persistance d'une hypoacousie de transmission, le dépistage d'une opacité suspecte à l'imagerie.

■   Après une technique ouverte, la présence d'un cholestéatome résiduel, d'une cavité qui suppure avec des débris épidermiques, d'une symptomatologie vertigineuse, d'une hypoacousie résiduelle de transmission.

Sur une série de 353 enfants opérés entre 1971 et 1999, *Magnan* a réalisé un 2ème temps opératoire pour 214 enfants soit 60,5% des cas. Mais il a noté que le pourcentage du 2ème temps systématique chez l'enfant a nettement diminué à partir de 1993 passant de 78% à 42%.

Le deuxième temps a pour buts de :

■   Vérifier l'absence de cholestéatome résiduel.

- Enlever le silastic laissé en place lors du premier temps pour guider la cicatrisation de la muqueuse sans symphyse.
- Réaliser une ossiculoplastie.

Romanet insiste sur le fait que l'attitude qui consistait à transformer l'échec d'une technique fermée en technique ouverte n'est plus justifiée[127].
Dans notre série, un second a été réalisé dans deux cas.

C. .Indications :

Le choix de la technique chirurgicale reste le principal sujet de controverse.
Legrand[41]distingue 3 groupes d'auteurs :
- Ceux partisans de la technique fermée.
- Ceux partisans de la technique ouverte.
- Des auteurs ayant une attitude électique dictée par la taille du cholestéatome et les découvertes peropératoires.

La majorité des auteurs sont d'accord que chez l'enfant, la technique fermée doit être toujours tentée [127]. Le choix de la technique fermée est essentiellement fonctionnel appuyé sur une grande rigueur d'exérèse facilitée, de nos jours, par l'otoendoscopie, sur une politique de révision systématique à 1 an et sur l'imagerie.
Mais le recours à une tympanoplastie en technique ouverte ne met pas à l'abri de cholestéatomes résiduels ou récidivants, en particulier celui du rétrotympanum particulièrement fréquent chez l'enfant[162].

Tableau L : La technique opératoire préférée selon les auteurs.

Auteurs	Année	Patients (n)	TF	TO	Tech préférée
Sanna[in 2]	1987	124	114	4	TF
Cruz[in 2]	1990	101	26	75	TO
Schuring[in 2]	1990	88	88	0	TF
Marco-Algarra[in 2]	1991	55	40	15	TF
Mills et Padgham[145]	1991	54	3	27	TO
Schmid[in 2]	1991	57	17	40	TO
Vartiainen[33]	1992	50	9	35	TO
Mutlu[in 2]	1995	73	73	0	TF
Dodson[35]	1998	66	41	17	TF
Charachon[135]	1999	300	236	64	TF
Darrouzet[162]	2000	199	190	21	TF
Kuczkowski[62]	2004		25,9	74,1	TO
Notre série	**2007**	**74**	**18**	**60**	-

Les arguments de la préférence de la technique fermée :

o   L'intégrité du mur entre l'oreille et le conduit auditif externe constitue un véritable « par-feu » à la pénétration de l'épiderme (*Magnan*[64]).

o   La TF en deux temps donne très peu de cholestéatomes résiduels et de très bons résultats fonctionnels [170], [111], [162] [17] [81].

o   Chez l'enfant, la mastoïde est souvent pneumatisée[3].

o   La TF en deux temps, donne une meilleure anatomie, audition et confort social [43].

Les arguments de la préférence de la technique ouverte :

o   Le cholestéatome de l'enfant est plus agressif que celui de l'adulte (*Palva*[in 170]).

o   La TO avec comblement est supérieure à la TF, si la mastoïde est très pneumatisée (*Grist-Wood*[in 170]).

o   La TO donne moins de récurrence, un bon confort social. La bonne audition est fonction de la présence de l'étrier et non de la technique (*Cody*[in 170]).

o   La TO donne moins de récurrence. L'audition est identique à long terme entre les deux techniques (*Vartianen*[33]).

o   La TO donne un bon résultat auditif (*Shmidt*).

D. Résultats :

1. Les constations peropératoires :

1.1. Etat de la muqueuse :

Dans notre série, la muqueuse était saine dans 6,6% des cas, inflammatoire dans 16,6%, hyperplasique dans 16,6% et polypoïde dans 43,3%.

La prédominance d'une muqueuse pathologique a été retrouvée par *Lerosey*[170], à l'inverse de *Roger*[42] qui a trouvé une prédominance de muqueuse saine.

1.2. La forme du cholestéatome :

Le cholestéatome diffluent constitue une étape avancée du processus cholestéatomateux ; il peut s'agir d'une transformation d'un cholestéatome initialement en sac [136]. Il présente un développement anarchique qui paraît lié à l'importance de l'infection et la macération.

Pour *Lerosey*[170], la mastoïde pneumatisée favorise le développement des cholestéatomes digitiformes dont l'exérèse devient difficile, laborieuse et source de récidive.

Le cholestéatome en sac offre en général des possibilités d'exérèse très précise.

Dans notre série, le cholestéatome était encapsulé dans 36,5%, diffluent dans 62% des cas. Ceci est contre les séries de la littérature où la forme encapsulée a été la plus fréquente. S'agit-il d'une conséquence du retard diagnostic pour nos malades ?

La forme du cholestéatome selon les séries est détaillée dans le tableau LI.

Tableau LI : Aspect du cholestéatome en peropératoire.

Auteurs	Sac (%)	Digitiforme (%)	Epidermose (%)
Darrouzet[161]	51	39	10
El Jerrari[4]	50	50	-
Hannion[169]	73	-	27
Roger [42]	15	85	-
Notre série	**36,5**	**33**	**29**

Michaels a décrit deux présentations anatomiques de cholestéatome congénital : une forme fermée, encapsulée, retrouvée dans la majorité des cas et une forme ouverte, plus rare, tapissant toute les cavités de l'oreille[in 148].

1.3. L'extension du cholestéatome :

La majorité des auteurs [41, 70, 99, 134, 169] s'accordent sur le faitquele cholestéatome chez l'enfant est plus agressif que chez l'adulte. Ceci est dû à plusieurs raisons :

o   La croissance tissulaire plus rapide [169].

o   Le facteur tubaire plus important potentialisé par l'inflammation et l'infection [99].

o   La bonne pneumatisation mastoïdienne chez l'enfant favorise la propagation rapide du cholestéatome[4, 5].

Il est permis, actuellement, de dire que le cholestéatome chez l'enfant est plus étendu : 26% chez l'enfant contre 6% chez l'adulte [127].

Dans notre série, le cholestéatome était limité à la caisse (attique et/ou atrium) dans 31% des cas. Il a dépassé la caisse dans 65% des cas. La comparaison avec les données de la littérature est dans le tableau LII.

Tableau LII : Fréquence des extensions du cholestéatome chez l'enfant selon les auteurs.

Auteurs	Atrium	Attique	Atrium + Attique	Attique + Antre	Caisse +Antre+/- Mastoïde
Belloc[70]	-	15%	50%	27%	-
Bruzzo[98]	-	10%	25%	62%	-
Charachon[133]	-	-	66%	-	-
Lerosey[170]	31%	7%	36%	5%	21%
Magnan[64]	-	13%	33%	-	33%
Roger [42]	12%	-	21%	-	67%
Notre série	**6,5%**	**15,6%**	**9%**	**25%**	**65%**

Les zones les plus difficiles à accéder sont[133]:

o Le récessus sus-tubaire et la travée cellulaire sus-labyrinthique antérieure.
o Le rétrotympanum interne avec le sinus tympani postérieur de Proctor, le sinus tympani et les cellules infra-labyrinthiques.
o L'hypotympanum.
o Les cellules péri-labyrinthiques.

Stern et *Fazekas-May*[149]ont montré que l'atteinte du sinus tympani nécessite le recours à une technique ouverte dans 86 à 92% des cas et elle constitue une cause d'échec de la technique fermée [105]. Toute fois, le sinus tympani peut être exploré en technique fermée après une tympanotomie postérieure en utilisant des otoendoscopes avec des résultats anatomiques comparables avec la technique ouverte [6, 35].

Pour le cholestéatome congénital, la localisation antéro-supérieure, prédominante pour plusieurs auteurs, est beaucoup moins fréquente pour d'autres. Elle était minoritaire dans la série de *Levenson*[115]. Elle a été retrouvée dans 25% des cas dans la série de *Charachon*[135] et dans 12% dans la série de *Doyle*[85]. C'est particulièrement *Karmarkar*[146] qui qualifie ses résultats « en contraste complet avec la localisation antérieure ». La localisation postéro-supérieure est la plus fréquente dans les séries Japonaises[90].

Connaissant les modalités d'extension du cholestéatome, on peut dégager certains arguments peropératoires qui sont en faveur de l'origine congénitale du cholestéatome :

o Un tympan refoulé en dehors par la lésion cholestéatomateuse (différent de le PDR).
o Une localisation purement antérieure.
o Une localisation exclusivement mésotympanique.
o L'absence de rapport du cholestéatome avec le tympan.
o Un point de départ manifestement mésotympanique en cas d'extension atticale ou mastoïdienne.
o L'atteinte du protympanum.

1.4. Etat de la chaîne ossiculaire :

La lyse ossiculaire chez l'enfant est relativement similaire à celle de l'adulte : 88% chez l'enfant et 84% chez l'adulte (**Hildmann**[52], **Sadé**[67]), alors qu'elle est plus fréquente chez l'adulte pour **Zanetti**[28] et **Potsic**[167].

La destruction ossiculaire est en concordance avec l'étendue du cholestéatome [24, 135].

Dans notre série, la chaîne était atteinte dans 87% des cas, chiffre concordant avec la littérature. (Tableau LIII)

Tableau LIII : Pourcentage de la lyse ossiculaire selon les séries.

Séries	Lyse ossiculaire (%)			
	Marteau	Enclume	Etrier	Chaîne Nle
Sade[67]	26	56	44	-
Marco Algarra [65]	43	70	38	18
Magnan[63]	-	40	33	26
Triglia [81]	5	72	24	27
El Jerrari[4]	14,5	81	30	-
Desaulty[3]	1	43	15,5	33,5
Lerosey [170]	19	74	35	26
Darrouzet [162]	20	62	31	34
Hiromi [90]			63,5	
Notre série	**42**	**68**	**22**	**13**

L'enclume est l'osselet le plus souvent lysé du fait de son état vasculaire vulnérable et de sa situation à haut risque d'extension cholestéatomateuse[10].

Huang[156]et **El Jerrari**[4]ontrapporté des taux, respectivement, de 25 et 33% de malformations ossiculaires dans leurs séries de cholestéatomes congénitaux. **Hiromi**[90] a trouvé une malformation ossiculaire dans 12,7% des cas. Ils estiment que leur présence est en faveur de l'origine congénitale.

1.5. Autres constations peropératoires :

1.5.1. Les fistules labyrinthiques :

Leur fréquence varie en fonction des séries de 5 à plus de 10 % des cas de cholestéatomes allant de la simple érosion de la coque osseuse à la destruction complète avec mise à nu du labyrinthe membraneux [162]. Le canal semi-circulaire latéral (CSCL) est le premier touché par ordre de fréquence, suivi par le canal semi-circulaire postérieur et le vestibule[162].

Le développement d'une fistule labyrinthique est corrélé à la durée d'évolution de la maladie ce qui explique qu'elles sont plus rares chez l'enfant et l'adolescent [136, 169].

Dans notre série, la fistule labyrinthique a été retrouvée dans deux cas soit 2,5% des cas. Une au niveau du canal semi circulaire externe et une au niveau du canal semi-circulaire supérieur.

1.5.2. Le nerf facial :

Dans notre série, le nerf facial était dénudé dans 5% des cas dont 50% au niveau de sa 2ème portion et 50% au niveau de sa 3ème portion.

La dénudation de la 2ème n'avait pas de traduction clinique alors que l'atteinte de la 3ème portion s'est traduite d'une paralysie faciale transitoire.

Dans la littérature, le nerf facial est dénudé dans 4% pour **Desaulty**[3], 10% pour **Hanion**[169] et 16% pour **Roger**[42]. La 2ème portion est la plus fréquemment atteinte.

1.5.3. Les méninges :

Dans notre série, la procidence des méninges a été rencontrée dans 5% des cas. Elle est 6,5% pour **Darrouzet**[161]. Elle impose la pratique d'une technique ouverte pour **Lerosey**[170].

Des méninges dénudées ont été retrouvées dans 2,5% de nos cas alors qu'elle est de 10% pour **Hanion**[169].

1.5.4. Le sinus latéral :

Dans notre série, le sinus latéral était procident dans 14% des cas, dénudé dans 1 cas et thrombosé dans 7% des cas. La thrombose du sinus latéral était toujours associée soit à une mastoïdite soit à un abcès cérébral.

La thrombose est une complication rare de l'otite moyenne chronique choléstéatomateuse de l'enfant, elle se voit dans 0,5 à 3% des cas [101]. Elle constitue pour **Mattews**[in 101] 20% des complications endocrâniennes chez l'enfant.

2. La surveillance :

La probabilité d'un cholestéatome résiduel ou d'une récidive impose un suivi prolongé. Si l'émergence d'un cholestéatome résiduel est exceptionnelle après 5 ans, en revanche la récidive peut être plus insidieuse et à distance. Les récidives retardées au-delà de 5 ans représentent 30% des cas que cela soit en technique ouverte ou fermée (***Redorelli***[in 127]). Une surveillance otoscopique chaque année sur 10 ans est pour ***Romanet***, ***Magnan***, ***Dubreuil*** et ***Tran Ba Huy***, la règle minimale, surtout chez l'enfant.

Un nouvel acte chirurgical anatomique ou fonctionnel, après un espace libre de 10 ans, est nécessaire dans 6% des cas pour ***Magnan***[127].

3. Le suivi moyen :

La durée moyenne de suivi pour nos malades était de 34,21 mois avec des extrêmes de 1 et 132 mois.

Pour ***Palva***, ***Sanna*** et ***Magnan***[64], la durée minimale de suivi doit être de 6 et 8 ans, alors que ***Triglia***[81] préconise un suivi plus long allant jusqu'à 14 ans pour un maximum de sécurité.

Tableau LIV : Durée du suivi moyen selon les auteurs.

Auteurs	Année	Suivi moyen (mois)
Belloc[70]	1995	27
El Jerrari[4]	1995	28
Darrouzet [160]	1997	23
Notre série	**2007**	**34,21**

Cependant, le suivi à long terme est difficile. En effet, ***Romanet*** rapportait 99,2% de patients suivi à 1 mois, 86,5% à 1 an, 64,5% à 5 ans, 56% à 10 ans et 46% à 15 ans.

4. Les malades perdus de vue :

Dans notre série, Vingt de nos malades soit 27%, ont été perdus de vue après leur sortie du service, alors qu'à 5 ans, ils étaient de 75%. Ce chiffre reflète la difficulté d'assurer un suivi postopératoire à long terme. Ceci témoigne, en partie, de l'insuffisance des informations données aux parents et justifié par l'origine majoritairement rurale des enfants.

Ces malades constituent un véritable problème d'une part pour le chirurgien qui trouve ses prévisions et ses conduites bouleversées, et d'autres pour eux même du fait du risque qu'ils peuvent encourir.

Il est nécessaire de réduire ce nombre de perdus de vue, du fait que la population à laquelle nous somme confrontés est celle, en partie, de la première enfance et qu'il est très important de restaurer le maximum d'audition utile sous peine d'une mauvaise insertion dans la société.

Tableau LV : Taux de perdus de vue à 5 ans.

Auteurs	Les perdus de vue à 5 ans (%)
Charachon [133]	30
Edelstein[31]	65
Sheehy[77]	60
Notre série	**75**

5. Les résultats anatomiques :

Un bon résultat anatomique a été retrouvé dans notre série, dans 90% des cas à 1 an, 89,5% à 5 ans et 72% à 10 ans. Cette baisse est due à l'augmentation progressive des cas récidives et des perdus de vue. La comparaison avec les résultats de la littérature est dans le Tableau LVI.

Tableau LVI : Taux du bon résultat anatomique selon les séries.

Auteurs	Bon résultat anatomique	Délai
Charachon[133]	52%	3 ans
Lerosey[170]	68%	4 ans
Belloc [70]	82%	5 ans
Notre série	**89,5%**	**5 ans**

Si on définit l'échec anatomique comme étant l'existence d'un cholestéatome résiduel ou récidivant ou un suintement de la cavité opératoire, nous obtenons un taux d'échec à 5 ans de 10,5%.

Plusieurs auteurs supposent que le récidivisme (résidu/récurrence) reflète l'inexpérience du chirurgien et la mauvaise décision thérapeutique. Ils insistent que l'expérience du chirurgien soit un facteur déterminant pour limiter le taux du récidivisme. Pour **Soldati**[27], le traitement du cholestéatome de l'enfant doit être réservé pour des chirurgiens qui ont une expérience d'au moins 350 interventions pour cholestéatome.

5.1. Le cholestéatome résiduel :

Le cholestéatome résiduel est dû généralement à l'oubli par le chirurgien de quelques fragments épidermiques lors du temps d'exérèse ou, plus exceptionnellement, à la matrice cholestéatomateuse laissée en place en raison d'un risque pour l'oreille interne au niveau de la platine ou d'une fistule du canal semi-circulaire.

Il survient aussi bien après une technique fermée ou ouverte car la difficulté d'exérèse du cholestéatome dépend plus de sa forme et sa localisation qu'à la modalité de son approche[127].

Il semble que l'exérèse complète du cholestéatome, lors du 1er temps opératoire, est difficile même avec les meilleures mains[171].

5.1.1. Fréquence :

La fréquence du cholestéatome résiduel est de 8 à 54% après une technique fermée et de 0 à 50% après une technique ouverte. Cet écart dans les chiffres donnés, suivant les auteurs montre bien le manque d'homogénéité dans l'appréciation du résultat en fonction de techniques parfois parfaitement différentes, dans leur conception comme dans leur réalisation[127].

Il est, dans la plupart des séries, plus fréquemment rencontré chez l'enfant que chez l'adulte. *Magnan*, sur une série de 1670 cas de cholestéatomes opérés en technique fermée, a trouvé un cholestéatome résiduel dans 20% chez l'enfant et dans 8,5% chez l'adulte [in 127]. *Romanet*[127]a trouvé des lésions résiduelles dans 27,5% chez l'enfant et dans 24% chez l'adulte.

La rapidité de son développement est fonction non seulement de la quantité de matrice laissée en place, mais aussi de l'âge (plus rapide chez le sujet jeune) et des facteurs inflammatoires surajoutés[127]. Cette notion est importante car elle conditionne la date idéale d'un 2ème temps opératoire de contrôle[133].

Pour *Romanet*, la présence d'une lésion résiduelle, après une TF, est un risque calculé et ne doit pas être considérée comme un échec car le traitement repose sur le concept d'un 2ème temps pour l'éradication complète des lésions. Selon lui le véritable échec est celui nécessitant une 3ème intervention ; ce taux est estimé à 12% [127].

Dans notre série nous avons observé un cholestéatome résiduel dans 3,8% des cas se répartissant comme suit : 5,5% après une TF et 3,3% après une TO.

5.1.2. Diagnostic :

A côté de l'examen clinique, deux moyens permettent de détecter un cholestéatome résiduel :

5.1.2.1. Le contrôle par l'imagerie :

Le scanner reste encore performant. Il peut faire reculer l'échéance de la 2ème intervention lorsqu'il montre des cavités de l'oreille moyenne parfaitement aérées sans opacité [127]. Parfois il montre une opacité caractéristique arrondie dans l'oreille moyenne derrière un tympan complet. Dans la situation, la plus fréquente, le scanner montre une opacité suspecte non spécifique. L'IRM en séquence de diffusion permet, dans ces cas, d'affirmer ou non la présence d'un cholestéatome résiduel si celui-ci dépasse 4 mm.

5.1.2.2. Le contrôle par l'endoscopie :

En utilisant des endoscopes rigides de diamètre réduit 2,7mm, 1,9mm voire 1,1mm et par la voie rétro-auriculaire trans-mastoïdienne ou voie endorale trans-atticale, on arrive à explorer l'attique et de franchir la tympanotomie postérieure. Ce contrôle endoscopique reste un complément intéressant lors du 2ème temps opératoire.

5.1.3. Siège et aspect :

Les zones à risque de survenue d'un cholestéatome résiduel sont pratiquement les mêmes dans toutes les séries : l'attique antérieur, la fenêtre ronde, l'hypotympanum et le sinus tympani[42, 98, 99].

Le siège de ces cholestéatomes résiduels est surtout la caisse et l'attique antérieure[127].

Le cholestéatome résiduel est le plus souvent encapsulé sous forme de perle, facile à enlever. Cette formation kystique est induite par le tissu conjonctif plus actif entourant le reliquat épithélial épidermique, qui prend alors une disposition arrondie microkystique dont la croissance donne l'aspect d'une perle.

5.1.4. Fréquence du cholestéatome résiduel en fonction de la technique opératoire :

La plupart des séries ont rencontré un taux plus élevé de cholestéatome résiduel après une TF qu'après une TO. Pour *Charachon*[135], chez l'enfant, le taux le résidu est approximativement le même après une TF ou TO. Quant à *Darrouzet*[160], il a trouvé un taux de cholestéatome résiduel plus élevé après une

TO qu'après une TF. Ceci est dû, selon lui, au fait que les groupes sont très hétérogènes et que les lésions sont de gravité inégale.

Pour *Ayache*[25]une révision chirurgicale est parfois indiquée même en cas de technique ouverte, en fonction de la qualité de l'exérèse, et surtout des sites anatomiques concernés par l'extension de la maladie (en particulier le sinus tympani).

Thomassin et al. [80]rapportaient une diminution significative du taux de cholestéatome résiduel, passant de 47 à 6 %, depuis l'utilisation de l'otoendoscopie peropératoire.

5.1.5. Les facteurs prédictifs de survenue de cholestéatome résiduel :

La mise en évidence de facteurs prédictifs de maladie résiduelle a permis de mieux sélectionner les candidats à un deuxième temps chirurgical.

Une étude de *Gristwood* et *Venables*, en analyse univariée [in 25], avait mis en évidence trois facteurs prédictifs de résiduel : l'âge, l'état de la muqueuse de l'oreille moyenne, et le nombre de sites envahis.

Pour *Roger et al.* [42], lors d'une étude en analyse multivariée, les facteurs prédictifs de survenue d'un résiduel étaient l'interruption de la chaîne ossiculaire, l'envahissement du rétrotympanum, le manque d'expérience relatif du chirurgien, et l'impression d'exérèse incomplète, alors que le risque de résiduel semblait indépendant de l'extension initiale, de l'âge de l'enfant, de la nature exacte de la pathologie (congénitale, acquise, iatrogène, cholestéatome ou poche de rétraction sévère) et du type de technique chirurgicale utilisée.

Certains auteurs ont rapporté que des taux de 7-38% des cholestéatomes laissés volontairement en place au cours du 1er temps opératoire ont disparu spontanément[in 9].

Dans notre série, aucun facteur n'a pas pu être étudié statistiquement du fait du faible effectif de nos cas de cholestéatome résiduel.

5.2. La récidive cholestéatomateuse :

Le cholestéatome récurrent est un véritable recommencement de l'otite cholestéatomateuse. Il peut se voir, aussi bien, après une technique fermée que ouverte. Son taux varie dans la littérature entre 0 à 43%.

5.2.1. La récidive après une technique fermée :

Après une technique fermée, l'apparition d'une poche de rétraction est de mauvais pronostic et elle annonce le retour de la maladie. L'apparition d'un granulome inflammatoire sur les berges du collet de l'invagination tympanique témoigne d'un état de souffrance.

Chez l'enfant, les PDR sont retrouvées dans 7,5% pour **Jansen**[18], 10% pour **Tos**, 11% pour **Sanna** et **Zini**[in 135]. **Magnan**[127], a trouvé des poches de rétraction dans 18% des cas chez l'enfant et 16,5% chez l'adulte.

Plusieurs facteurs ont été évoqués comme favorisant la poche de rétraction tympanique postopératoire :
- o *La symphyse muco-conjonctive* entre la greffe tympanique et la paroi interne de la caisse (la mise en place d'une lame de silastic trouve là toute sa justification[135]).
- o *L'élargissement du cadre osseux* de sustention de la greffe tympanique (d'où l'intérêt de corriger les pertes de substance du cadre tympanal et notamment du scotum).
- o *Le manque de résistance de la greffe tympanique*, notamment du fascia temporalis, qui peut être avantageusement remplacé par une surface cartilagineuse amincie [127].
- o *La dysperméabilité tubaire* inductrice d'une dépression intra-tympanique.
- o *Le potentiel cinétique* particulier de cellules épidermiques du fond du conduit et du tympan.

Romanet[127] insiste sur les trois règles suivantes pour prévenir les récidives :
- o Restaurer le mur mitoyen ostéo-membraneux entre l'oreille moyenne, muqueuse et l'oreille externe épidermique.
- o Maintenir la ventilation de l'oreille moyenne.
- o Garder un épiderme sain dans le conduit.

Il suggère que ce programme est simple mais sa réalisation est difficile.

Martin et al.[20] ont montré que le taux de cholestéatome récidivant a diminué de façon statistiquement significative, passant de 26,9 à 8,5 %, grâce à un renforcement cartilagineux plus étendu (associé à une exérèse du marteau et à une ossiculoplastie par prothèse synthétique).

5.2.2. La récidive après une technique ouverte :

Après la technique ouverte, la cicatrisation se fait par invagination et migration de la peau du conduit auditif qui va constituer le nouveau revêtement de la cavité. Si cette peau reste saine, l'épidermisation serait stable ; mais si cette peau vient à souffrir, elle serait la nouvelle matrice de cholestéatome[127].

La fréquence des cholestéatomes résiduels et récurrents en fonction de la technique opératoire selon les séries est retrouvée dans le Tableau LVII.

Tableau LVII : Fréquence des cholestéatomes résiduels et récurrents en fonction de la technique opératoire selon les séries.

Séries	Nb. cas	Chole résiduel (%)		Récurrences (%)	
		TF	TO	TF	TO
Mutlu[21]	83	38	-	11	-
Sanna[103]	151	40	50	11	25
Schmid[51]	57	24	7.5	12	7.5
Glasscok [113]	43	23	-	23	-
Lau et TOS[155]	137	12	12	6	10
Schuring[8]	88	49	-	27	-
Sheehy[77]	181	36	-	-	-
Edelstein [31]	127	8	8	3	3
Mills[145]	57	-	6	-	-
Magnan[63]	210	26	-	19.5	-
Triglia[81]	80	41	35	16	8
Desaulty[3]	80	63.5	-	7.5	-
Roger[43]	199	54	72	19	-
Lerosey[170]	57	26	28	12	12.5
Dodson[35]	66	19	12	22	0
Charachon[134]	160	31	38	20	-
Darrouzet[162]	215	20.5	23.8	8.9	19
Notre série	78	5,5	3,33	11,11	6,66

La comparaison des récurrences cholestéatomateuses chez l'enfant et l'adulte selon la littérature est détaillée dans le Tableau LVIII.

Tableau LVIII : Comparaison des fréquences du cholestéatome résiduel et récurrent chez l'enfant et l'adulte selon les séries.

Séries	Résiduel (%)		Récurrent (%)	
	Enfant	Adulte	Enfant	Adulte
Sheehy [77]	36	18	-	-
Charachon [136]	51	23	-	-
Schuring[8]	49	32	21	12
Glasscock[113]	23	15	23	12
Sanna[103]	44	18,5	11	6
Magnan[63]	26	11	19	13

Ce taux élevé de cholestéatome résiduel chez l'enfant par rapport à l'adulte est probablement dû, selon *Bujia*[56], à des caractéristiques de croissance de la matrice cholestéatomateuse chez l'enfant. En effet, il a mené une étude immuno-histologique qui a montré la présence, dans la matrice du cholestéatome de l'enfant, un taux élevé du facteur MIB1 (Ki-67) qui est un facteur nucléaire exprimé par les cellules en division et qui indique l'activité proliférative des tissus. Ceci lui a permis de conclure que la matrice cholestéatomateuse chez l'enfant se caractérise par une prolifération plus agressive que chez l'adulte.

5.2.3. Les facteurs prédictifs de la récidive cholestéatomateuse :

Pour *Stangerup*[148] et comme pour la majorité des auteurs, les facteurs qui ont été corrélés à la récidive sont essentiellement :

- L'extension du cholestéatome.
- Age < 8 ans.
- Lyse ossiculaire
- Dysfonctionnement tubaire

Pour *Y. Lino*[171], les facteurs prédictifs de récurrence cholestéatomateuse sont : le sexe masculin, la présence d'OSM controlatérale et les cholestéatomes atticaux, alors que la lyse ossiculaire et la présence d'une otorrhée préopératoires ne sont pas corrélés au cholestéatome récurrent.

Certains auteurs (**Dodson**[35]) ont trouvé un taux de récidive moins important après une technique fermée qu'après une technique ouverte, alors que **Shirazi**[105] n'a pas trouvé de différence en terme de récidive entre TF et TO. Ceci a été confirmé par les travaux de **Tos** et **Lau**[109]qui n'ont pas trouvé de différence de taux de récidivisme entre les deux techniques.

Darrouzet[162] quant à lui, sur une série de 215 cas, a trouvé un taux de récidive plus important après une TO qu'après TF.

Notre série, nous n'avons pas trouvé de différence significative entre des 2 techniques en terme de récidive cholestéatomateuse.

6. Les résultats fonctionnels :

L'obtention d'une oreille bien entendante est d'une importance capitale chez l'enfant. L'audition controlatérale est en effet souvent altérée.

La qualité de l'audition postopératoire est influencée par le statut ossiculaire restant et par la technique opératoire. Une restauration anatomique la plus proche possible de l'oreille normale, semble, au moins en théorie, le meilleur garant de réussite.

L'étude des résultats fonctionnels, chez l'enfant, se heurte à deux biais :
- Immaturité de la trompe auditive chez l'enfant, pouvant avoir un impact sur le résultat audiométrique, en particulier le Rinne résiduel. Certains auteurs envisagent l'évaluation du résultat opératoire sur la courbe vocale.
- Le délai choisi par les auteurs pour évaluer le résultat final, varie de 4 mois à 10 ans.

6.1.Les résultats globaux :

6.1.1. La perte moyenne finale en conduction aérienne :

Globalement, les résultats fonctionnels dans notre série, comparés à ceux de la littérature, sont un peu décevants. En effet, seulement 54% des oreilles ont vu améliorer leurs seuils auditifs. Mais il faut noter que le temps fonctionnel n'a été fait que dans 2 cas.

Par ailleurs, dans la littérature[125], le gain doit être vu sous l'angle de l'audition « utile » c'est-à-dire la perte moyenne en conduction aérienne et sa différence par rapport à l'oreille controlatérale qui conditionne les possibilités de stéréophonie.

Dans notre série, s'agissant du gain, se démarque par rapport à certaines séries (**Darrouzet, Roger**) et rejoigne les valeurs de Tos qui a obtenu un gain auditif de 12 dB. (Tableau LIX)

Tableau LIX : Le gain auditif moyen selon les séries.

Auteurs	Gain auditif moyen (dB)
Darrouzet[162]	7
Roger[43]	7
Tos[109]	12
Notre série	**15**

6.1.2. La perte moyenne finale en conduction osseuse :

Nos résultats concernant la conduction osseuse sont marqués par un taux de labyrinthisation plus élevé que la littérature. (Tableau LX)

Tableau LX : La perte moyenne finale en conduction osseuse.

Perte moy finale en CO (dB)	*Darrouzet*[162] (%)	Notre série (%)
-10 – -1	23,7	0
0 – 10	67,7	36,36
11 – 20	5,6	41
>21	2	22,7

Les écossais ont proposé un nouveau système pour apprécier le gain postopératoire prenant en compte l'audition controlatérale : le *Glasgow Benefit Plot*. Ce système ne tient pas compte de la CO et d'une éventuelle labyrinthisation postopératoire[127].

6.1.3. Le Rinne moyen résiduel final :

Dans notre série, le Rinne moyen préopératoire dans les données de la littérature.

L'étude du Rinne moyen résiduel final de notre série a trouvé une valeur de 26,63 dB. L'audition postopératoire a été socialement acceptable dans 68% des cas, résultat inférieur à celui de la littérature.

En outre, seulement 30% de nos malades ont obtenu un bon résultat fonctionnel (Rinne résiduel ≤ 20 dB), chiffre sensiblement faible par rapport aux autres séries. (Tableau LXI)

Tableau LXI : Le Rinne résiduel moyen selon les séries.

Séries	≤ 20 dB (%)	≤ 30 dB (%)
Desaulty[3]	52	76
Vartiainen[34]	49	71
Tos[110]	57	78
Schuring[8]	57	78
Roger[43]	60	80
Mills [145]	16 (TF)	-
El Jerrari[4]	47 (TF), 21 (TO)	76,5 (TF), 69 (TO)
Dodson[35]	56	78
Duclos[86]		66
Darrouzet [162]	54	75
Notre série	**30**	**68**

Selon ***Triglia***[81], les enfants avec une perte auditive initiale minime (≤20dB) posent plus de problème pour le résultat fonctionnel vu le risque d'effet collumellaire du cholestéatome qui expose à une dégradation importante de l'audition postopératoire. (Tableau LXII)

Tableau LXII : Les résultats fonctionnels en cas de perte auditive initiale minime.

	Audition dégradée (%)	Audition stable (%)
Triglia[81]	25	75

Notre série	50	50

6.2. Les résultats fonctionnels en fonction de la technique opératoire :

La majorité des auteurs (*El Jerrari*[4], *Lerosey*[170], *Magnan*[63], *Shirazi*[105]) s'accordent que la technique fermée est corrélée à des meilleurs résultats fonctionnels.

Selon *Fleury*[125], la technique ouverte s'adresse, en général, à des cholestéatomes plus étendus et plus agressifs que ceux opérés par technique fermée. Il serait logique, pour lui, que le résultat fonctionnel sera moins bon après une technique ouverte.

Cependant, ce résultat n'a pas été retrouvé de façon uniforme dans la littérature. Plusieurs auteurs n'ont pas trouvé de différence significative entre les deux techniques (*Triglia*[81], *Vartiainen*[34], *Edelstein*[31], *Soldati*[27], *Schmid*[51]).

Dans notre série, nous n'avons pas retrouvé de différence significative entre les deux techniques en termes de résultats fonctionnels.

La comparaison du Rinne moyen initial et résiduel en fonction la technique opératoire selon les séries est détaillée dans le tableau LXIII.

Tableau LXIII : comparaison du Rinne moyen initial et résiduel en fonction la technique opératoire selon les séries.

Séries	Rinne moyen initial (dB)	Rinne résiduel (dB)	
		TF	TO
Triglia [81]	30	24	24
Roger[43]	26,5	19	30
Desaulty[3]	29	19	29
Lerosey[170]	-	16	27
Tos[110]	36-40	15	25
Mills [145]	29	-	29
Dodson[35]	-	20,3	22,6
Darrouzet[162]	30	21	31
Notre série	**33,8**	**25**	**30**

6.3. Les résultats fonctionnels en fonction de l'état de la chaine :

Selon **Darrouzet**[162], l'audition est mieux préservée en cas de chaîne intacte. Cependant une désarticulation s'avère souvent nécessaire pour l'exérèse du cholestéatome.

Pour plusieurs auteurs, quelque soit la technique opératoire, la présence ou non de l'étrier conditionne le résultat auditif (**Benhammou**[1], **Bruzzo**[98], **Magnan**[64], **Roger**, **Romanet**). **El Jerrari**[4]a estimé que l'absence de la superstructure de l'étrier entraînait un Rinne de 30 à 40dB.

Mutlu[21], n'a pas trouvé de différence significative entre les malades ayant un étrier intact et ceux ayant une lyse stapédienne.

Dans notre série, Les résultats fonctionnels étaient meilleurs en cas de chaîne complète mais sans différence significative.

6.4. Les résultats fonctionnels en fonction de l'ossiculoplastie :

Le résultat de l'ossiculoplastie est très difficile à évaluer car l'évaluation postopératoire ne sera pas celle de la qualité de l'ossiculoplastie mais s'inscrira dans le contexte global des résultats des tympanoplasties. **Romanet** suggère que la meilleure façon de juger du résultat d'une ossiculoplastie est d'étudier des interventions purement fonctionnelles à tympan fermé. C'est le cas des révisions chirurgicales après premier temps de cholestéatectomie.

Il est donc très difficile d'analyser des séries homogènes et comparables permettant une évaluation des techniques d'ossiculoplastie et des qualités du matériel employé [10].

Les causes d'échec inhérent à l'ossiculoplastie elle-même peuvent être :
- L'extrusion de la prothèse ossiculaire.
- Le déplacement du montage avec bascule de l'osselet ou de la prothèse.
- La lyse de l'osselet transposé.
- Le blocage du marteau.
- L'ankylose de l'étrier méconnue ou secondaire.
- Le contact de la pièce ossiculaire avec les parois.

Merchant[151]a rapporté, après l'analyse de huit grandes statistiques, que les résultats sont légèrement moins bons dans les ossiculoplasties en type III (TORP : Total Ossicular Replacement Prothesis) que dans les ossiculoplasties de type II (PORP : Partial Ossicular Replacement Prothesis) et que par ailleurs ils n'ont guère progressé en 30 ans malgré les recherches et l'amélioration des matériaux proposés.

Soldati[27] n'a pas trouvé de différence significative entre le Rinne résiduel après une technique fermée avec ossiculoplastie type II ou III et le Rinne résiduel après une technique ouverte.

Il semble que pour beaucoup d'auteurs [75], la préservation du manche du marteau permette de meilleurs résultats fonctionnels, mais certains optent pour un sacrifice délibéré de cet osselet dans le cholestéatome[19].

Dans un rapport portant sur plus de 3000 ossiculoplasties avec un suivi de 5 ans, *Tjellström*[7] a rapporté que dans les otites cholestéatomateuses, un Rinne résiduel entre 0 et 20 dB a été retrouvé dans 69% des cas en cas de présence de l'étrier et du marteau, dans 55% en l'absence d'étrier, 31% en l'absence du marteau.

Pour **Romanet**, les résultats de l'ossiculoplastie restent très « opérateurs dépendants ».

6.5. Résultats fonctionnels en fonction de la présentation clinique :

Dans notre série, nous avons trouvé une corrélation statistiquement significative entre les résultats fonctionnels et la durée d'évolution de la maladie d'une part et la présence ou non de complication révélatrice d'autre part. En effet, une évolution courte et l'absence de complications révélatrices sont corrélées aux bons résultats fonctionnels.

Ces deux facteurs n'ont pas été étudiés dans la littérature

6.6. Autres facteurs influençant les résultats fonctionnels :

Gill Roger insiste sur le fait qu'il ne faut pas sous estimer l'impact que peut avoir l'otite séromuqueuse postopératoire sur l'audition des enfants opérés. Il suggère qu'elle représente probablement le principal facteur pronostique de l'audition de ces enfants. C'est ainsi que le suivi postopératoire et à long terme est nécessaire pour pouvoir traiter au mieux tous les évènements intercurrents (otite séromuqueuse, rhinopharyngites…)

Recommandations :

A travers cette étude, nous avons senti la nécessité d'actualiser notre conduite à tenir pour une meilleure prise en charge du cholestéatome de l'enfant. Ainsi nous recommandons :

1. Sensibilisation des médecins de première ligne (médecin généralistes et pédiatres) des aspects cliniques du cholestéatome pour dépister à temps la maladie avant le stade de complications. Ceci d'autant plus qu'on a trouvé une corrélation significative entre durée d'évolution/complication et échec fonctionnel.

2. Conserver notre attitude conservatrice de la paroi postérieure du conduit auditif externe. Comme dans la littérature, la technique ouverte doit être réservée aux :

   o Cholestéatome extensif, diffus sur une mastoïde éburnée.

   o Lyse osseuse majeure (labyrinthe, épitympanum, paroi postérieure du conduit)

   o Complication endocrânienne ou paralysie faciale.

   o Anomalie anatomique (procidence du sinus latéral ou de la dure mère) rendant impossible la technique fermée.

3. Insister sur le temps fonctionnel soit au premier temps opératoire soit ultérieurement. En cas de chaine lysée, l'ossiculoplastie doit être systématique.

4. Vu le faible taux de cholestéatome résiduel dans notre série, le second look peut ne pas être systématique, resté indiqué selon les constations opératoires du premier temps chirurgical. Toutefois, il faut insister sur une surveillance étroite pour détecter le moindre signe de récidive. Cette surveillance est devenue bien aidée par l'imagerie.

Réhabilitation auditive :

La perte auditive lorsqu'elle n'a pas pu être améliorée (ou améliorée de façon insuffisante) constitue un vrai problème d'intégration de l'enfant dans la vie sociale. Il est donc, parfois nécessaire de préconiser une solution audio-prothétique.

1. Les prothèses conventionnelles :
Elles nécessitent une épidermisation de bonne qualité du méat auditif externe et une surveillance de la tolérance de l'embout dans le conduit.
La prescription d'une prothèse conventionnelle après réalisation d'une tympanoplastie en technique ouverte paraît illogique voire néfaste du fait de[25]:

- o L'inadéquation entre le volume de la cavité et la taille de l'embout qui sera responsable de phénomènes de larsen.
- o L'obturation du méat est contraire aux principes de cette technique, entraînant fréquemment des poussées otorrhéiques voire des phénomènes de macération épidermique proches d'une récidive cholestéatomateuse.
- o L'importance du facteur transmissionnel représente un obstacle à l'obtention d'un résultat audiologique satisfaisant.

2. Implants d'oreille moyenne
Les implants d'oreille moyenne sont proposés dans la réhabilitation des déficiences auditives moyennes et sévères de l'adulte. Ils ne sont pas encore proposés chez l'enfant, mais il est probable qu'ils puissent être proposés dans

l'avenir dans le cadre de surdités stables du grand enfant aux vues des résultats observés chez l'adulte[116].

3. Les prothèses auditives en conduction osseuse :

Ces prothèses peuvent être utilisées en cas d'atteinte transmissionnelle sans conduit auditif appareillable ou d'atteinte perceptionnelle ou mixte[116].

Elles sont essentiellement représentées par la BAHA, sont une alternative extrêmement intéressante, car elles contournent certains problèmes liés à la pathologie otitique chronique ou à son traitement. Elles sont plus particulièrement indiquées en cas de facteur transmissionnel important, d'oreille humide ou instable et après tympanoplastie en technique ouverte[25].

Prévention :

Comme c'est communément admis, mieux vaut prévenir que guérir, nous essayons de promouvoir la stratégie préventive de la pathologie cholestéatomateuse de l'enfant.

1. Dépistage du cholestéatome congénital :

Il s'agit d'un dépistage précoce dès la naissance dont peuvent être capables certains pédiatres et oto-rhino-laryngologistes.

Les meilleures performances sont atteintes par les Nord-américains où des médecins dépisteurs sont particulièrement affûtés.

L'intérêt du dépistage est de traiter efficacement la lésion à un stade encore limité pour diminuer l'incidence des récurrences et de préserver au maximum l'audition.

Sanna[in 86] a vu le nombre de cholestéatomes congénitaux multiplié par 4 sur une période de 10 ans, grâce à un dépistage précoce basé sur l'examen et complété si nécessaire d'imagerie.

Le cholestéatome congénital est associé à des malformations congénitales dans 15% des cas[104] : fistule de la première fente branchiale[119], kystes et appendices pré-auriculaires[96], syndrome branchio-oto-rénal[44], sténose du pylore, luxation de la hanche[158].

Ainsi, l'examen otoscopique du nouveau-né doit être systématique d'autant plus s'il s'agit d'un nouveau-né porteur d'une malformation congénitale.

2. Prévention primaire d'un cholestéatome acquis de l'oreille moyenne :

Elle s'adresse aux enfants présentant un ou plusieurs facteurs de risque de survenue de cholestéatome, à savoir :

o Les enfants aux antécédents d'otite séromuqueuse.
o Les enfants avec notion de dysfonctionnement tubaire.
o Les enfants porteurs de drain trans-tympanique.
o Les enfants avec notion de traumatisme de l'oreille.
o Les enfants aux antécédents de chirurgie otologique.

Ainsi, il faut traiter et éradiquer ces facteurs de risque à temps afin de prévenir et réduire le risque de développer un cholestéatome de l'oreille moyenne.

3. La prévention secondaire :

Elle a également sa place, d'une part en surveillant l'oreille opérée et d'autre part en contrôlant l'oreille controlatérale.

De même, on doit assurer un suivi familial de la fratrie. Il a été décrit quelques rares vas familiaux de cholestéatome congénital[45].

Conclusion

Le cholestéatome de l'enfant, dans ses variétés congénitale et acquise, continue jusqu'aujourd'hui à être un sujet d'actualité vu les multiples controverses qui l'entourent tant au niveau de son étiopathogénie, sa présentation clinique que sa prise en charge thérapeutique.

Nous avons réalisé une étude rétrospective à propos de 74 enfants (78 oreilles opérées) porteurs d'un cholestéatome de l'oreille moyenne traités dans le service d'ORL et de chirurgie cervico-faciale du CHU Habib Bourguiba à Sfax dans la période comprise entre 1982 et 2004.

Le but de ce travail a été d'établir, dans un premier temps, un profil clinique et audiométrique des enfants porteurs d'otite moyenne chronique cholestéatomateuse et d'étudier, en deuxième temps, les facteurs prédictifs de récidive cholestéatomateuse et ceux prédictifs de bons résultats fonctionnels. Enfin établir des recommandations affinant notre stratégie de prise en charge des cholestéatomes de l'enfant.

Il s'agissait de 38 garçons et 36 filles d'âge moyen de 11,82 ans avec des extrêmes de 1 et 16 ans dont 61,36% d'entre eux étaient d'origines rurales et issus de milieux défavorisés.

Des antécédents otologiques homolatéraux ont été retrouvés chez 7 malades (9,45%) : une otite séromuqueuse dans 4 cas avec mise d'un aérateur transtympanique dans 1 cas, une otite cholestéatomateuse opérée en technique fermée hors de notre service dans 2 cas et une décompression du nerf facial dans 1 cas.

Alors que l'hypoacousie constitue le signe fonctionnel le plus fréquent chez l'adulte, chez l'enfant l'otorrhée représente le signe majeur. Dans notre série, elle a été révélatrice du cholestéatome dans 96% des cas.

Dans la littérature, les complications ont été révélatrices du cholestéatome dans 0 à 33% des cas. Dans notre série, elles ont été un mode de révélation dans 42% des cas : une mastoïdite dans 33% des cas, une méningite dans 6,4%, un abcès cérébral dans 3,8% des cas et une paralysie faciale dans 1,28%.

Le délai moyen de consultation a été de 38,74 mois avec des extrêmes de 7 jours et 10 ans. Un délai si long reflète le retard diagnostique chez nos malades.

A l'examen, le cholestéatome a été bilatéral dans 12% des cas.
L'examen de l'oreille opérée a trouvé un tympan complet dans 3 cas, une perforation tympanique dans 53% des cas, une poche de rétraction compliquée dans 22% des cas et une atticotomie dans 28% des cas.

Cette prédominance des perforations par rapport aux autres aspects otoscopiques a été trouvée aussi par *Rachidi* (80%) et *Triglia*. Comme dans plusieurs séries, la présence d'une perforation tympanique n'a pas exclu le diagnostic d'un cholestéatome congénital et ceci d'autant plus que si son siège est inhabituel pour la pathologie cholestéatomateuse.

La découverte d'une masse blanchâtre rétro-tympanique est fortement évocatrice d'un cholestéatome congénital surtout si elle est antéro-supérieure ; c'est ainsi pour Schwartz, le diagnostic peut se poser dès 6 semaines de vie.

L'audiométrie tonale se heurte au jeune âge de certains enfants. Dans notre série, cet examen n'a pu être fait que pour 60 enfants (64 oreilles) et il a conclu à :
o Surdité de transmission dans 72% des cas.

o   Surdité mixte dans 20% des cas.

o   Cophose dans un cas.

o   Audition normale chez un seul enfant.

La perte auditive initiale moyenne en conduction aérienne était de 52,33 dB avec un Rinne moyen de 33,5 dB. Chiffres situés dans la marge décrite dans la littérature : 26,5 à 40 dB.

L'indication de l'imagerie est un sujet de controverse. Certains la demandent de façon systématique en préopératoire, d'autres, comme notre équipe, ne la pratiquent que devant un doute diagnostique ou une complication. En effet, le faible pourcentage de récidive et l'absence de grandes surprises anatomiques peropératoires ne plaident pas en faveur de sa pratique systématique.

La majorité des auteurs s'accordent sur le faitquele cholestéatome chez l'enfant est plus agressif que chez l'adulte. Il est alors plus étendu : 26% contre 6 % chez l'adulte.

Dans notre série, le cholestéatome était de forme diffluente dans 62% des cas. Il était limité à la caisse dans 31% des cas et l'a dépassée dans 65% des cas.

Le cholestéatome était étendu à l'étrier dans 37% des cas, à la fossette sus-tubaire dans 15,4%, l'hypotympanum dans 1,3% et le sinus tympani dans 16,6% des cas.

La chaîne ossiculaire était complète dans 13% des cas, alors qu'elle était lysée dans 87% des cas dont 13% des cas, elle était totalement absente. Nos chiffres ont été concordants avec la littérature et similaires à ceux de l'adulte.

En connaissant les modalités d'extension du cholestéatome, on peut dégager certains arguments peropératoires qui sont en faveur de l'origine congénitale du cholestéatome :

o   Un tympan refoulé en dehors par la lésion cholestéatomateuse.

o   Une localisation purement antérieure.

o   Une localisation exclusivement mésotympanique.

o   L'absence de rapport du cholestéatome avec le tympan.

o   Un point de départ manifestement mésotympanique en cas d'extension atticale ou mastoïdienne.

o   L'atteinte du protympanum.

Le traitement du cholestéatome pose le problème crucial de récidive quelque soit la technique utilisée. Prévoir les conditions de récidive, c'est là l'opposition entre la technique ouverte et la technique fermée.

La majorité des auteurs sont en accord que chez l'enfant, la technique fermée doit être toujours tentée.

Dans notre série, la décision du choix du geste opératoire a été prise en peropératoire. Une technique fermée a été réalisée dans 18 cas soit 23% : il s'agissait d'une antro-atticotomie dans 15 cas et une masto-antro-atticotomie dans 3 cas. La technique ouverte avec aménagement de mini-caisse a été réalisée dans 60 cas soit 77% des cas.

Le suivi moyen de nos malades était de 34,21 mois avec des extrêmes de 1 et 132 mois. Vingt malades soit 27% des cas ont été perdus de vue.

Sur le plan anatomique, nous avons obtenu un bon résultat anatomique dans 90% des cas à 1 an, 89,5% à 5 ans et 72% à 10 ans.

Un cholestéatome résiduel a été constaté dans 3 cas soit 3,8% des cas : 3,33% après une technique ouverte et 5,5% après une technique fermée. Dans la littérature, la fréquence du cholestéatome résiduel est de 8 à 54% après une technique fermée et de 0 à 50% après une technique ouverte et il est plus fréquemment rencontré chez l'enfant que chez l'adulte.

Dans notre série, les révisions après une technique fermée n'étaient pas systématiques alors qu'elles sont obligatoires pour plusieurs auteurs. Pour eux la présence d'une lésion résiduelle, après une TF, est un risque calculé et ne doit pas être considérée comme un échec car le traitement repose sur le concept d'un 2ème temps pour l'éradication complète des lésions.

La récidive du cholestéatome a été observée dans 6,4% des cas : soit 11,11% après une technique fermée et 5% après une technique ouverte. Son taux varie dans la littérature entre 0 à 43%.

Le délai moyen de survenue était de 48 mois avec des extrêmes de 12 et 84 mois.

En étudiant plusieurs facteurs d'ordre clinique et audiométrique, aucun facteur n'a été significativement corrélé à la survenue d'une récurrence cholestéatomateuse. Ceci est dû essentiellement au faible effectif de nos cas de récidive.

Dans la littérature, les facteurs qui ont été corrélés à la récidive sont essentiellement :

- L'extension du cholestéatome.
- Age < 8 ans.
- Lyse ossiculaire
- Dysfonctionnement tubaire

Sur le plan fonctionnel, il faut savoir que l'obtention d'une oreille bien entendante est d'une importance capitale chez l'enfant. L'audition controlatérale est en effet souvent altérée. Globalement, les résultats fonctionnels dans notre série, comparés à ceux de la littérature, sont un peu décevants. En effet, seulement 54% des oreilles ont vu améliorer leurs seuils auditifs. Mais il faut noter que le temps fonctionnel n'a été fait que dans 2 cas.

Une audition postopératoire socialement acceptable (Rinne≤ 30dB) a été notée dans 68% des cas, résultat inférieur à celui de la littérature. Seulement 30% de nos patients ont eu un Rinne résiduel ≤ 20dB.

En réalisant une étude de corrélation à la recherche de facteurs prédictifs du bon résultat fonctionnel, nous avons trouvé qu'une durée d'évolution supérieure à 2 ans et la présence d'une complication révélatrice étaient significativement corrélées aux mauvais résultats fonctionnels.

Comme plusieurs auteurs, nous n'avons pas trouvé une différence, statistiquement significative, entre la technique fermée et la technique ouverte en terme de résultats fonctionnels.

L'audition postopératoire était meilleure en cas de chaîne ossiculaire complète mais sans valeur significative.

A travers notre étude, nous avons senti la nécessité d'actualiser notre conduite pour une meilleure prise en charge des cholestéatomes de l'enfant. Nous avons, alors, établi les recommandations suivantes :

5. Sensibilisation des médecins de première ligne (médecin généralistes et pédiatres) des aspects cliniques du cholestéatome pour dépister à temps la

maladie avant le stade de complications. Ceci d'autant plus qu'on a trouvé une corrélation significative entre durée d'évolution/complication et échec fonctionnel.

6. Conserver notre attitude conservatrice de la paroi postérieure du conduit auditif externe. Comme dans la littérature, la technique ouverte doit être réservée aux :

   o Cholestéatome extensif, diffus sur une mastoïde éburnée.

   o Lyse osseuse majeure (labyrinthe, épitympanum, paroi postérieure du conduit)

   o Complication endocrânienne ou paralysie faciale.

   o Anomalie anatomique (procidence du sinus latéral ou de la dure mère) rendant impossible la technique fermée.

7. Insister sur le temps fonctionnel soit au premier temps opératoire soit ultérieurement. En cas de chaine lysée, l'ossiculoplastie doit être systématique.

8. Vu le faible taux de cholestéatome résiduel dans notre série, le second look peut ne pas être systématique, resté indiqué selon les constations opératoires du premier temps chirurgical. Toutefois, il faut insister sur une surveillance étroite pour détecter le moindre signe de récidive. Cette surveillance est devenue bien aidée par l'imagerie.

Bibliographie :

1. A. BENHAMMOU, NGUYEN. EM, CHARACHON. R, R. SCHMERBER.

Résultats à long terme des cholestéatomes congénitaux de l'oreille moyenne de l'enfant. *Ann Otolaryngol Chir Cervicofac.* 2005, Vol. 122, 3, pp. 113-119.

2. A. DEROWE, G. STEIN, G. FISHMAN, E. BERCO, S. AVRAHAM, J. SADÉ.

Longterm outcome of atticotomy for cholesteatoma in children. *Otol Neurotol.* 2005, Vol. 26, 3, pp. 472-475.

3. A. DESAULTY, L. MASTEAU, KT. NGUYEN, B. VELLY.

Le cholesteatome de l'enfant. *Ann Otolaryngol Chir Cervicofac.* 1994, Vol. 111, pp. 371-376.

4. A. EL JERRARI, X. CHARLES, A. GENTINE, C. CONRAUX.

Le cholestéatome de l'enfant. *Ann Otolaryngol Chir Cervicofac.* 1995, Vol. 112, pp. 251-257.

5. A. RACHIDI.

Le cholesteatome de l'oreille moyenne de l'enfant. *Revue Laryngol-Otol-Rhinol.* 1996, Vol. 117, pp. 47-50.

6. A. SCOTT.

Pediatric cholesteatoma: A retrospective review. *Int J Pediatric Otolaryngol.* 2006, Vol. 70, pp. 385-393.

7. A. TJELLSTRÖM.
A five years follow up preformed autologous ossicles in tympanoplasty. *J Laryngol.* 1985, Vol. 99, pp. 729-733.

8. AG. Schuring, WH. LIPPY, FM. RIZER, et *al*
Staging for cholesteatoma in the child, adolescent and adult. *Ann Otol Rhinol Laryngol.* 1990, Vol. 99, pp. 256-260.

9. AHN. SOON-HYUN.
Prognostic factors of recidivism in pediatric cholesteatoma surgery. *Int J Ped Otorhinolaryngol.* 2003, Vol. 67, pp. 1325-1330.

10. B. BLACK.
Reporting results in ossiculoplasty. *Otology et Neurology.* 2003, Vol. 24, pp. 534-542.

11. B. BLASER.
Pediatric cholesteatoma and mastoid surgery. *Proceeding of the 6th international conference.* cannes-Label production, 2000, pp. 405-410.

12. B. ITZHAK.
Aerobic ans anerobic bacteriology of cholesteatoma. *Laryngoscope.* 1981, Vol. 91, pp. 250-253.

13. B, LEMAIRE, E. RACY, E. LESCANNE, S. BOBIN, F. PORTIER.
Complications méningoencéphaliques des otites chroniques cholestéatomes. *Ann Otolaryngol Chir Cervicofac.* 2004, Vol. 121, 4, pp. 197-204.

14. B. RAFFIN, G. LACHER, F. DEVARS, et al.
Anatomical and surgical particularities of cholesteatomas in children. *Arch Otol RhinoLaryngol.* 1989, Vol. 246, pp. 271-273.

15. B. SINGH.
The management of lateral sinus thrombosis. *J Laryngol Otol.* 1993, Vol. 107, pp. 803-808.

16. BM. ARS, JJ. DIRCKX, WF. DECRAEMER, NM. ARS-PIRET.

Faulty aeration of the middle ear. 1991, p. 365.

17. **C. DEGUINE.**
Pathogenèse du cholestéatome. *Rev Laryngol.* 1995, Vol. 116, pp. 61-63.

18. **C. JANSEN.**
Combined approach tympanoplasty in cholesteatoma surgery : a report on 1904 adults and on 472 children. *Cholesteatoma and mastoid surgery.* Sadé J ed. Amsterdam : Sadé J ed, 1982.

19. **C. MARTIN.**
Cholestéatome de l'enfant, étude clinique et thérapeutique à propos d'une série homogène de 122 cas. *JFORL.* 1999, Vol. 8, pp. 56-61.

20. **C. MARTIN.**
Malleus removal and total cartilage reinforcement in intact canal wall tympanoplasty for cholesteatoma. *Ann Otol Rhinol Laryngol.* 2004, Vol. 113, pp. 421-425.

21. **C. MUTLU, A. KHASHABA, E. SALEH, *et al***
Surgical treatment of cholesteatoma in children. *Otolaryngol Head Neck Surg.* 1993, Vol. 113, pp. 56-60.

22. **CD. BLUESTONE.**
Role of Eustachian tube fonction in otitis media : current concepts and relation to management. *Ann Otol Rhinol Laryngol.* 1985, Vol. 120(Suppl), pp. 48-49.

23. **CS. KARMODY, SV. BYAHATTI, N. BLEVINS, H. VALTONEN, C. NORTHROP.**
The origin of congenital cholesteatoma. *Am J Otol.* 1998, Vol. 19, pp. 292-297.

24. **CY. KATHLEEN.**
Cholesteatoma in children. *Pediatr Clin North Am.* 1996, Vol. 43, pp. 1245-1251.

25. **D. AYACHE, S.SCHMERBER, J.P. LAVIEILLE, G. ROGER, B. GRATACAP.**
Cholestéatome de l'oreille moyenne. *Ann Otolaryngol Chir Cervicofac.* 2006, Vol. 123, 3, pp. 120-137.

26. **D. RODEN, V.F. HONRUBIA, R. WEIT.**
Outcome of residuel cholesteatoma and hearing in mastoid surgery. *J Otolaryngol.* 1996, Vol. 25, pp. 178-181.

27. **D. SOLDATI. A. MUDRY.**
Cholesteatoma in children : techniques and results. *Int J Ped Otorhinolaryngol.* 2000, Vol. 52, pp. 269-276.

28. **D. ZANETTI.**
Pediatric Vs adult cholesteatoma: clinically different entities. *Cholesteatoma and Mastoid surgery. Proceeding of the 6th international conference.* cannes-Label production, 2000, pp. 1001-1017.

29. **DL. PERON, HF. SCHUKNETT.**
Congenital cholesteatoma with other anomalies. *Arch Otolaryngol.* 1975, Vol. 101, pp. 498-505.

30. **DN. FAIRBANCKS.**
Antimicrobial therapy for chronic suppurative otitis media. *Ann Otol Suppl.* 1981, Vol. 84, pp. 58-62.

31. **DR. EDELSTEIN, SC. PARISIER.**
Cholesteatoma in the pediatric age group. *Ann Otol Rhinol Laryngol.* 1988, Vol. 97, pp. 23-29.

32. **DS. LAZARD.**
Congenital cholesteatoma : Risk factors for residual disease and retraction pockets : a report on 117 cases. *The Laryngoscope.* 2007, Vol. 117, pp. 634-637.

33. **E. VARTIAINEN.**
Changes in the clinical presentation of chronic otitismedia from 1970s to 1990s. *J Laryngol Otol.* 1998, Vol. 112, pp. 1034-1037.

34. **E. VARTIAINEN, J. NUUTINEN.**
Long tern results of surgery for childhood cholesteatoma. *Int J Ped Otorhinolaryngol.* 1992, Vol. 24, pp. 201-208.

35. **EE, DODSON. GT. HASHISAKI, TC. HOBGOOD.**
Intact canal wall down mastoïdectomy with tympanoplasty for cholesteatoma in children. *Laryngoscope.* 1998, Vol. 108, pp. 977-983.

36. **F. BENOUDIBA. MARSOT-DUPUCH.**

Exploration radiologique des infections de l'oreille. *Rapport IXèmes journées Franco-Tunisiennes d'imagerie maxillo-faciale et ORL.* Mai 2006, pp. 135-139.

37. F. HERAN, M. WILLIAMS ET D. AYACHE.
IRM du temporal. *J radiol.* 2006, Vol. 87, pp. 1783-1794.

38. F. ZYLBERBERG, M.WILLIAMS, D. AYACHE, JD. PIEKARSKI.
Tomodensitométrie des cholestéatomes secondaires de l'oreille moyenne. *Feuillets Radiol.* 2000, Vol. 40, pp. 48-57.

39. FT. KAYHAN, C. MUTLU, PA. SCHACHERN, MM. PAPARELLA.
Significance of epidermoïd formations in the middle ear in fetuses and children. *Arch Otolaryngol Head Neck Surg.* 1997, Vol. 123, pp. 1293-1297.

40. G. BABIGHIAN.
Posterior and attical wall osteoplasty : hearing results and recurrence rates in cholesteatoma. *Otol and Neurology.* 2002, Vol. 23, pp. 14-17.

41. G. LEGRAND.
Le cholestéatome de l'oreille moyenne chez l'enfant. Analyse clinique, évolutive et thérapeutique d'une série de 92 cas. *Faculté de Médecine, université de Renne I ; 2000..*

42. G. ROGER.
Facteurs prédictifs de la survenue de cholestéatomes résiduels chez l'enfant. *Ann Otolaryngol Chir Cervicofac.* 1995, Vol. 112, pp. 262-274.

43. G. ROGER, G. TASHJIAN, P. ROELLY, H. RAHMI, H. LACOMBE, EN. GARABEDIAN.
Poches de rétraction fixées et cholestéatomes de l'enfant. *Ann Otolaryngol Chir Cervicofac.* 1994, Vol. 111, pp. 103-109.

44. GA. WORLEY.
Bilateral congenital cholesteatoma in branchio-oto-renal syndrome. *J. Laryngol. Otol.* 1999, Vol. 113, pp. 841-843.

45. GE. GRAHAM.
Congenital cholesteatoma and malformations of the nerve : rare manifestations of the BOR syndrome. *Am J Med Genet.* 1999, Vol. 86, 1, pp. 20-26.

46. **GF. HULKA.**
A randomised blind study of canal wall up versus canal down mastoidectomy determining the differences in viewing middle ear anatomy and pathology. *Am J Otol.* 1998, Vol. 19, 5, pp. 574-578.

47. **GM. GOOD, G. ISAACSON.**
Otoendoscopy for imporved pediatric cholesteatoma removal. *Ann Otol Rhinol Laryngol.* 1999, Vol. 108, pp. 893-896.

48. **H. HEUMANN.**
Le cholestéatome de l'enfant. *Rev Laryngol.* 1998, Vol. 119, pp. 311-312.

49. **H. KOJIMA, H. MIYAZAKI, Y. TANAKA, *et al.***
Congenital middle ear cholesteatoma: experience in 48 cases. *Nippon Jibiinkoka Gakkai Kaiho.* 2003, Vol. 106, pp. 856-865.

50. **H. MORIYAMA.**
Middle ear cholesteatoma : ethiopathogenesis and treatment. 2004, p. 313.

51. **H. SCHMID, JC. DORT, U. FISCH.**
Long term results of treatment of children's cholesteatoma. *Am J Otol.* 1991, Vol. 12, pp. 83-87.

52. **HILDMANN, H. SUDHOFF.**
Cholesteatoma in children. *Int J Pediatric Otorhinolaryngol.* 1999, Vol. 49suppl1, pp. S81-S86.

53. **HJ. VALTONEN, J. NUTINEN.**
Otological and audiological outcomes fie years after tympanoplasty in early childhood. *Laryngoscope.* 2002, Vol. 112, pp. 669-675.

54. **I. BROOK.**
Role of anaerobic bacteria in chronic otitis media and cholesteatoma. *Int J Ped Otorhinolaryngology.* 1995, Vol. 31, pp. 153-157.

55. **J. BRUCE, GANTZ.**
Epidermal Langerhans cells in cholesteatoma. *Ann Otol Rhinol Laryngol.* 1984, Vol. 93, pp. 150-156.

56. **J. BUJIA, A. HOLLY, M.G. TAPIA, E. KASTENBAUER.**

Immunobiological peculiarities of cholesteatoma in children : Quantification of epithelial proliferation by MIB1. *Laryngoscope.* 1996, Vol. 106, pp. 865-868.

57. J. FREEMAN.
Temporal bone fractures and cholesteatoma. *Ann Otol Rhinol Laryngol.* 1983, Vol. 92, pp. 558-560.

58. J. FRIEDBERG.
congenital cholesteatoma. *Laryngoscope.* 1994, Vol. 104, S62, pp. 1-24.

59. J. HEERMANN.
Auricular cartilage palissade. *Clin Otolaryngol.* 1978, Vol. 3, pp. 433-446.

60. J. HUANG, Z. YI, G. LIN.
Altered cytokeratin expression of the epidermoid formation in the tympanic cavity of human fetuses. *Zhonghua Er Bi Yan Hou Ke Za Zhi.* 1996, Vol. 31, pp. 72-74.

61. J. KANGSANARAK.
Intracranial complications of suppurative otitis media : 13 years' experience. *Am J Otol.* 1995, Vol. 16, pp. 104-409.

62. J. KUCZKOWSKI, D. BABINSKI, D. STODULSKI.
congenital and acquired cholesteatoma middle ear in children. *Otolaryngol Pol.* 2004, Vol. 58, 5, pp. 957-964.

63. J. MAGNAN, A. CHAYS, A. FLORENCE, *et al.*
L'éradication du cholestéatome chez l'enfant. *JFORL.* 1992, Vol. 41, pp. 418-426.

64. J. MAGNAN.
Résultats à long terme du traitement du cholestéatome en technique fermée. *JFORL.* 2002, Vol. 51, pp. 88-90.

65. J. MARCO-ALGARA, F. GIMENEZ, I. MALLEA, *et al.*
Cholesteatoma in children: results in open versus closed techniques. *J Laryngol Otol.* 1991, Vol. 105, pp. 820-824.

66. J. SADÉ, E. BERCO.

Atelectasis and secretory otitis media. *Ann Otol Rhinol Laryngol.* 1976, Vol. 85(suppl25Pt2), pp. 66-72.

67. J. SADÉ, C. FUCHS.
Cholesteatoma : ossicular destruction in adults and children. *J Laryngol Otol.* 1994, Vol. 108, pp. 541-544.

68. J. SADÉ, M. LUNTZ.
The atelectatic phenomenon, pathogenesis revisited. *The Eustachian tube, basic aspects.* 1991, pp. 313-317.

69. J. SAMUEL.
Intracranial otogenic complications; a persisting problem. *Laryngoscope.* 1986, Vol. 96, pp. 272-278.

70. JB. BELLOC, F. CHABOLLE.
L'évidement attical dans les états cholestéatomateux et précholestéatomateux. *Ann Otolaryngol Chir Cervicofac.* 1995, Vol. 112, pp. 36-45.

71. JC. CHOBAUT.
Ossiculoplasties : essai de comparaison de differents montage. *Ann Otolaryngol Chir Cervicofac.* 1987, Vol. 104, pp. 295-300.

72. JE. O'CONNELL.
Lateral sinus thrombosis : a problem still with us. *J Laryngol Otol.* 1990, Vol. 104, pp. 949-951.

73. JJ. HAAPANIEMI, AJ. SALMIVALLI, J. TUOMINEN.
The influence of tympanosclerotic and atrophic changes of the tympanic membrane on the impedence and audiometric findings in school children. *The Eustachian tube, basic aspects.* 1991, pp. 247-255.

74. JJ. ZAPPIA, RJ. WEIT.
Congenital cholesteatome. *Arch Otolaryngol Head Neck Surg.* 1995, Vol. 121, pp. 19-22.

75. JL. DORNHOFFER.
Prognostic factors in ossiculoplasty, a statistical starging system. *Otology and Neuro Otology.* 2001, Vol. 22, pp. 299-304.

76. JL. LEVINE, GG. WRIGHT, K. PAWLOWSKI, WL. MEYERHOFF.

Postnatal persistence of epidermoid rests in the human middle ear. *The Laryngoscope.* January 1998, Vol. 108, 1, pp. 70-73.

77. **JL. SHEEHY.**
Cholesteatoma surgery in children. *Am J Otol.* 1985, Vol. 6, pp. 170-172.

78. **JL. SHEEHY, DE. BRACKMAN, MD. GRAHAM.**
Complications of cholesteatoma: a rapport on 1024 cases. *cholesteatoma : first internationnal Conference, Aesculapius Publishing, Birmingham, Alabama.* BF Hattori, BF McCabe, J Sade, M Abramson edition, 1977, pp. 420-429.

79. **JM. THOMASSIN.**
Imagerie de l'oreille moyenne normale et pathologique. *EMC ORL, .* 1997, 20-048-A-10.

80. **JM. THOMASSIN.**
La chirurgie sous guidage endoscopique des cavités de l'oreille moyenne. Paris : Spinger Verlag, 1994. p. 87.

81. **JM. TRIGLIA, JC. GILLOT, A. GIOVANNI, M. CANNONI.**
Le cholesteatome de l'oreille moyenne chez l'enfant. *Ann Otollaryngol Chir Cervicofac.* 1993, Vol. 110, pp. 437-443.

82. **JM. TRIGLIA, S. ROMAN, R. NICOLLAS.**
Otites séromuqueuses. *EMC ORL.* 2003, Vol. 20-085-A-30.

83. **JP. COREY, RE. ADHEM, AH. ABBASS, I. SELIGMAN.**
The role of IgE-mediated hypersensitivity in otitis media with effusion. *Am J Otolaryngol.* 1994, Vol. 15, 2, pp. 138-144.

84. **JW. HOUSE, JL. SHEEHY.**
Cholesteatoma with intact tympanic membrane. *Laryngoscope.* 1980, Vol. 90, pp. 70-76.

85. **JY. DOYLE, WM. LUXFORD.**
Congenital aural cholesteatoma : results of surgery in 60 cases. *Laryngoscope.* 1995, Vol. 105, pp. 263-267.

86. **JY. DUCLOS, V. DARROUZET, D. PORTMANN, JP. BEBEAR.**
Les cholestéatomes congénitaux de l'oreille chez l'enfant. *Ann Otolaryngol Chir Cervicofac.* 1999, Vol. 116, pp. 218-227.

87. **KASHIWAMURA, MASAAKI.**

Locations of congenital cholesteatoma in the middle ear in Japanes patients. *Am J Otolaryngol Head Neck Med Surg.* 2005, Vol. 26, pp. 372-376.

88.   KAZAHAYA KEN AND WILLIAM P POTSIC.
Congenital cholesteatoma. *Current Opinion in Otolaryngol Head Neck Surg.* 2004, Vol. 12, pp. 398-403.

89.   KM, GRUNDFAST.
Delayed diagnosis and fate of congenital cholestéatoma (keratoma). *Arch Otolaryngol Head Neck Surg.* 1995, Vol. 121, pp. 903-907.

90.   KOCHIMA, HIROMI.
congenital cholesteatoma clinical features and surgical results. *Am J Otolaryngol Head Neck Med Surg.* 2006, Vol. 27, pp. 299-305.

91.   L. CASTILLO, N. GUEVARA, C. MASCHI, A. HADDAD, J. SANTINI.
Mastoïdites aigues extériorisées avec abcès sous périosté de l'enfant. *JFORL.* 2000, Vol. 49, pp. 262-269.

92.   L. MICHAELS.
An epidermoïd formation in the developing middle ear : possible source of cholesteatoma. *J Otolaryngol.* 1986, Vol. 15, pp. 169-174.

93.   L. MICHAELS.
Origin of congenital cholesteatoma from a normally occuring epidermoid rest in the developping middle ear. *Int J Pediatric Otolaryngol.* 1988, Vol. 15, pp. 51-65.

94.   L. PICCIONI, E. PICCIRILLO, M. FALCIONI.
Middle ear cholesteatoma in children. *Cholesteatoma and mastoid surgery. Proceeding of th 6th international conference.* cannes-Label production, 2000, pp. 411-415.

95.   L. SENNAROGLU.
Otogenic brain abcess : review of 41 cases. *Otolaryngol Head Neck Surg.* 2000, Vol. 123, pp. 751-755.

96.   LANDERS, S.A.

Preauricular cyst associated with congenital cholesteatoma: unusual cause of facial palsy. *Am. J. Otol.* 1994, Vol. 15, pp. 273-275.

97. **LIANG JIANNING, LESLIE MICHAELS, ANTHONY WRIGHT.**
Immunohistochemical characterization of the epidermoid formation in the middle ear. *Laryngoscope.* 2003, Vol. 113, pp. 1007-1014.

98. **M. BRUZZO, J. MAGNAN.**
Le cholestéatome à chaîne intacte : Aspects et resultants de la chirurgie conservatrice. *Ann Otolarybgol Chir Cervicofac.* 1998, Vol. 115, pp. 309-314.
99. **M. EL BITAR.**
Retained ventilation tubes. *Arch Otolaryngol Head Neck Surg.* 2002, Vol. 128, pp. 35-42.

100. **M. KENNETH.**
Delayed diagnosis and fate congenital cholesteatoma. *Arch Otolaryngol Head Neck Surg.* 2004, Vol. 12, pp. 450-458.

101. **M. KOYUNCU.**
Diagnosis of lateral sinus thrombosis with computed tomography, MRI and MR Angiography. *Turkish Arch Otolaryngol.* 2000, Vol. 38, pp. 72-79.

102. **M. NELSON, G. ROGER, PJ. KOLTAI.**
Congenital cholesteatoma : classification, management and outcome. *Arch Otolaryngol Head Neck Surg.* 2002, Vol. 128, pp. 810-814.

103. **M. SANNA, C. ZINI, S. BACCIU, *et al.***
Surgery for cholesteatoma in children. [éd.] ed TosM. Amsterdam, Berkeley, Milano : Kugler and Ghedini, 1989. pp. 685-688. Vol. cholesteatoma and mastoid surgery.

104. **M. SCHLOSS.**
Cholesteatoma in children. *J Otolaryngol.* 1991, Vol. 20, pp. 43-45.

105. **M. SHIRAZI, K. MUZAFFAR, J. LEONETTI, S. MARZO.**
Surgical treatment of pediatric cholesteatoma. *The Laryngoscope.* 2006, Vol. 116, 9, pp. 1603-1607.

106. **M. TARABICHI.**
Endoscopic management of acquired cholesteatoma. *Am J Otol.* 1997, Vol. 18, pp. 544-549.

107. M. TOS.
A new Pathogenesis of mesotympanic cholesteatoma. *laryngoscope.* 2000, Vol. 110, pp. 1890-1897.

108. M. TOS.
Atelectasis, retraction pockets, and cholesteatoma. *Ann Otol Rhinol Laryngol.* 1985, Vol. 120, pp. 49-51.

109. M. TOS, T. LAU.
Late results of surgery in different cholesteatoma types. *ORL J Otorhinolaryngol Relat Spec.* 1995, Vol. 1, pp. 33-49.

110. M. TOS.
Treatment of cholestéatoma in children : a long-terme study of resultats. *Am J Otol.* 1983, Vol. 4, pp. 189-197.

111. MC. GERSDOREF.
Revalidation of radical mastoidectomy cavities. Reconstruction with bone dust and biomaterials. *Am J Otol.* 1987, Vol. 8, pp. 133-135.

112. MCGILL.
Congenital cholesteatoma of the middle ear in children. *Laryngoscope.* 1991, Vol. 101, pp. 606-613.

113. ME. GLASSCOCK.
Cholesteatoma in children. *Laryngoscope.* 1981, Vol. 91, pp. 1743-1753.

114. MISHIRO. YASUO, M. SAKAGAMI, S. OKUMURA, N. TAKEDA, T. KUBO.
Postoperative results for cholesteatoma in children. *Auris Nasus Larynx.* 2000, Vol. 27, pp. 223-226.

115. MJ. LEVENSON, L. MICHEALS.
Congenital cholesteatoma of the middle ear in children. *Otolaryngol Clin North Am.* 1989, Vol. 22, pp. 941-954.

116. MONDAIN, M.
Classification et traitement des surdités de l'enfant. *EMC-Oto-rhino-laryngologie.* 2005.

117. **MT. WILLIAMS, D. AYACHE, C. ALBERTI** *et al.*
Detection of postoperative residual cholesteatoma with delayed contrast enhanced MR imaging : initial findings. *Eur Radiol.* 2003, Vol. 13, pp. 169-174.

118. **MW. YUNG.**
The use of middle ear endoscopy : has residuel cholesteatoma been eliminated? *J Laryngol Otol.* 2001, Vol. 115, 12, pp. 958-961.

119. **NICOLLAS. R, L. TARDIVET, B. BOURLIERE-NAJEAN, I. SUDRE-LEVILLAIN, J.M. TRIGLIA.**
Unusual association of congenital middle ear cholesteatoma and first branchial cleft anomaly: management and embryological concepts. *International Journal of Pediatric Otorhinolaryngology.* 2005, Vol. 69, pp. 279-282.

120. **O. BORYSENKO, Y. SUSHKO, I. SRYBNYAK.**
Hearing after three techniques of tympanoplasty. *Proceedings : 6th international confrence on cholesteatoma and ear surgery.* 2001, pp. 745-750.

121. **O. CRUZ, M. TAKEUTI, A. MINITI.**
Clinical surgical aspects of cholesteatomas in children. *Ear Nose Throat J.* 1990, Vol. 69, pp. 530-536.

122. **O. MALARD.**
Résultats fonctionnels comparés des autogreffes et des biomatériaux dans les ossiculoplasties à étrier intact : à propos de 100 cas. *Ann Otolaryngol Chir Cervicofac.* 2001, Vol. 118, 4, pp. 225-231.

123. **O. URWALD, MEROL. J.-C, M. LEGROS.**
Les mastoïdites aigues de l'enfant. A propos de 38 cas. *Ann Otolaryngol Chir cervicofac.* 2002, Vol. 119, 5, pp. 264-270.

124. **P. AIKELE.**
Diffusion weighted MR imaging of cholesteatoma. *AJR.* 2003, Vol. 181, 1, pp. 261-265.

125. **P. FLEURY, JY. SICHEL.**
Otite chronique cholestéatomateuse : Aspects cliniques et indications thérapeutiques. *EMC ORL.* 1989, Vol. 20095A20, p. 9.

126. **P. ROMANET.**
Congenital cholesteatoma. *Proceeding : 6th International Conference on cholesteatoma and Ear Surgery.* 2001, pp. 315-320.

127. P. ROMANET, J. MAGNAN, C. DUBREUIL, P. TRAN BA HUY.
Le cholestéatome. *L'otite chronique. Rapport de la société française d'ORL et de chirurgie de la face et du cou.* éditeur, 2005, pp. 73-124.

128. P. ROMANET, C. DUVILLARD, M. DELOUANE, P. BROGNIARD.
Les fistules labyrinthiques d'origine cholestéatomateuse. *Ann Otolaryngol Chir Cervicofac.* 2001, Vol. 118, 3, pp. 181-186.

129. P. SIMON, D. EDELSTEIN.
Cholesteatoma in the pediatric age group. *Ann Otol Rhinol Laryngol.* 1988, Vol. 97, pp. 139-145.

130. P. TRAN BA HUY.
Otites moyennes chroniques. Histoire élémentaire et formes cliniques. *EMC.* 2005, pp. 20-61.

131. P. KOLTAI, MRJ. NELSON, JM. TRIGLIA, G. ROGER.
The natural history of congenital cholesteatoma. *Arch Otolaryngol Head Neck Surg.* 2002, Vol. 128, pp. 804-809.

132. PH. CONTENCIN, A. ROMDHANE, L. FERKDADJI, PH. NARCY.
Particularités anatomiques de la mastoïde de l'enfant. *Ann Otolaryngol.* 1989, Vol. 106, pp. 259-262.

133. R. CHARACHON, JP. LAVIEILLE.
Cholestéatome de l'enfant. *JFORL.* 1997, Vol. 46, 5, pp. 267-272.

134. R. CHARACHON.
Classification des poches de rétraction tympaniques. *Rev Laryngol Otol Rhinol (Bord).* 1988, Vol. 109, pp. 205-207.

135. R. CHARACHON, S.SCHMERBER, J.P.LAVIEILLE.
La chirurgie des cholestéatomes de l'oreille moyenne. *Ann Otolaryngol Chir Cervicofac.* 1999, Vol. 116, p. 322.

136. R. CHARACHON, B. GRATACAP.
Le traitement chirurgical du cholestéatome de l'enfant. *JFORL.* 1988, Vol. 37, pp. 21-23.

137. R. CHARACHON, B. GRATACAP.
Les cholestéatomes congénitaux de l'oreille moyenne chez l'enfant. *Rev Laryngol Otol Rhinol.* 1992, Vol. 113, pp. 7-10.

138. R. CHARACHON, O. ROUX, G. DUMAS.
Les cholesteatomes iatrogènes de l'oreille moyenne : étiologie et prévention. *JFORL.* 1981, Vol. 30, pp. 189-191.

139. R. GAMOLETTI, M. SANNA, C. ZIN, AK. TAIDAI.
Inner ear cholesteatoma and preservation of cochlear function. *J Laryngol Otol.* 1990, Vol. 104, pp. 945-948.

140. R, GODINHO.
Pediatric Cholesteatoma: canal wall window alternative to canal wall down mastoidectomy. *Otol Neurotol.* 2005, Vol. 26, pp. 466-471.

141. RA. TANGE, W. GROLMAN, D.P. WOUTERSEN.
The prevalence of allergy in young children with an acquired cholesteatoma. *Auris Nasus Larynx.* 2000, Vol. 27, pp. 113-116.

142. RG. WANG, M. HAWKE, P. KWOK.
The epidermoïd formation (Michaels' structure) in the developping of the middle ear. *J Otollaryngol.* 1987, Vol. 16, pp. 337-380.

143. RICARDO PERSAUD.
Epidermoïd formation : the potentiel precursor of congenital cholesteatoma. *Am J Otolaryngol Head Neck Med Surg.* 2006, Vol. 27, pp. 71-72.

144. RICHARD GACEK.
Labyrinthine fistula : diagnosis and management. *International Congress series.* 2003, Vol. 1240, pp. 23-32.

145. RP. MILLS, ND. PADGHAM.
Management of childhood cholestéatoma. *J Laryngol Otol* 1991. Vol. 105, pp. 343-345.

146. S. KARMARKAR, A. RUSSO, M. SANNA.
Congenital cholesteatoma of the middle ear : a different experience. *Am J Otol.* 1996, Vol. 17, pp. 288-292.

147. S. MAHESHWARI, SK. MUKHERJI.
Diffusion-weighted imaging for differentiating recurrent cholesteatoma from granulation tissue after mastoidectomy : case report. *AJNR Am J Neuroradiol.* 2002, Vol. 23, pp. 847-849.

148. **SE. STANGERUP, D. DROZDZIEWICZ, M. TOS.**
Cholesteatoma in children, predictors and caculation of recurrence rates. *Int J Ped Otorhinolaryngol.* 1999, Vol. 49 Suppl, pp. S69-S73.

149. **SJ. STERN, FAZEKAS-MAY.**
Cholesteatoma in the pediatric population : prognostic indicators for surgical decision making. *Laryngoscope.* 1992, Vol. 102, pp. 1349-1352.

150. **E. SMOUHA.**
Cholesteatoma in the Normal Hearing Ear. *Laryngoscope.* 2007, Vol. 117, pp. 854 – 858.

151. **SN. MERCHANT.**
Ossiculoplasty : where are we in 2000? JFORL. 2000, Vol. 49, 2, pp. 79-87.

152. **SUZUKI, JUN ICHI.**
A schema for challenging cholesteatoma in children. *International Journal of Pediatric Otorhinolaryngology.* 1999, Vol. 49 Suppl, 1, pp. S91-S93.

153. **T, CAWTHORNE.**
Primary cholesteatoma of the temporal bone. *Arch Otolaryngol.* 1963, Vol. 73, pp. 252-260.

154. **T. Darryl, E. MUELLER SCHWETSCHENAU, G. ISAACSON.**
Occult controlateral congenital cholesteatoma: Is the Epidermoïd theory enough? *Am J Otolaryngol.* 2004, Vol. 25, pp. 285-289.

155. **T. LAU, M. TOS.**
Cholesteatoma in children : Long term results. *cholesteatoma and mastoid surgery.* Tos M ed, 1989, pp. 677-683.

156. **TS. HUANG, FP. LEE.**
Congenital cholesteatoma: review of twelve cases. *Am J Otol.* 1994, Vol. 15, pp. 276-281.

157. **TS. LEE, JN. LIANG, MICHAELS, A. WRIGHT.**
The epidermoid formation and its affinity to congenital cholesteatoma. *Clin Otolaryngol.* 1998, Vol. 23, pp. 449-454.

158. **V. DARROUZET.**
Cas clinique : à propos d'un cas de cholestéatome unilatéral bifocal, temporal et occipital. *Rev Laryngol.* 1997, Vol. 118, pp. 323-325.

159. V. DARROUZET, DUCLOS, D. PORTMANN and JP. BEBEAR.
Congenital middle ear cholestéatomas in children : our experience in 34 cas. *Otolaryngol Head Neck Surg.* 2002, Vol. 126, pp. 34-40.

160. V. DARROUZET, DUCLOS, D. PORTMANN, M. PORTMANN, J.-P. BEBEAR.
Les cholesteatomes de l'oreille moyenne chez l'enfant. Analyse clinique, évolutive et thérapeutique d'une série de 215 cas consécutives. *Ann Otolaryngol Chir Cervicofac.* 1997, Vol. 114, 7-8, p. 272.

161. V. DARROUZET, J. DUTKIEVIEZ, A. CHAMBRIN.
Les complications endocrâniennes du cholestéatome : à propos de 8 cas. *Rev Laryngol.* 1997, Vol. 118, pp. 79-86.

162. V. DARROUZET, JY. DUCLOS, D. PORTMANN, JP. BEBEAR.
Preference for the closed technique in the management of cholesteatoma of the middle ear in children:A retrospective study of 215 consecutive patients treated over 10 years. *Am J Otol.* 2000, Vol. 21, 4, pp. 474-481.

163. W. SANG.
The clinical evaluation of pathophysiology for congenital middle ear cholesteatoma. *Am J Otolaryngol.* 2001, Vol. 22, pp. 184-189.

164. W. SANG.
The clinical evaluation of pathophysiology for congenital Middle ear cholesteatoma. *Am J Otol.* 1991, Vol. 12, pp. 83-87.

165. WJ. DOYLE.
Physiology. *Ann Otol Rhinol Laryngol.* 1985, Vol. 120 (Suppl), pp. 20-21.

166. WJ. DOYLE, TT. TAKAHARA, P. FIREMAN.
The role of allergy in the pathogenesis of otitis media with effusion. *Arch Otolaryngol.* 1985, Vol. 111, pp. 502-506.

167. WP. POTSIC, SB. KORMAN, DS. SAMADI, RF. WETMORE.
Congenital cholesteatoma : 20 years experience at the children's hospital of Philadelphia. *Otolaryngol Head Neck Surg.* 2002, Vol. 126, pp. 409-414.

168. WP. POTSIC.
A staging system for congenital cholesteatoma. *Arch Otolaryngol Head Neck Surg.* 2002, Vol. 128, pp. 1009-1012.

169. X. HANNION.
Notre experience dans la chirurgie du cholesteatome. *JFORL*. 1988, Vol. 38, pp. 36-41.

170. Y. LEROSEY, HJ. ANDRIEU, JP. MARIE, D. DEHESDIN.
Le cholestéatome de l'oreille moyenne chez l'enfant. *Ann Otolaryngol Chir Cervicofac*. 1998, Vol. 115, pp. 215-221.

171. Y. LINO, Y. IMAMURA, C. KOJIMA, S. TAKEGOSHI, JI. SUZUKI.
Risk factors for recurrent and residual cholesteatoma in children determined by second stage operation. *Int J Ped Otorhinolaryngol*. 1998, Vol. 46, pp. 57-65.

172. Y. RAKOVER, K. KEYWAN, G. ROSEN.
Comparison of the incidence of cholesteatoma surgery before and after using ventilation tubes for secretory otitis media. *Int J Pediatric Otolaryngol*. 2000, Vol. 56, pp. 41-44.

173. YAMAZAKI KAZUHARU.
Infantile congenital petrosal cholesteatoma. *international Journal of Pediatic Otorhinolaryngology*. 2005, Vol. 69, pp. 1703-1707.

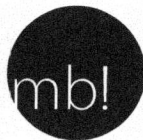

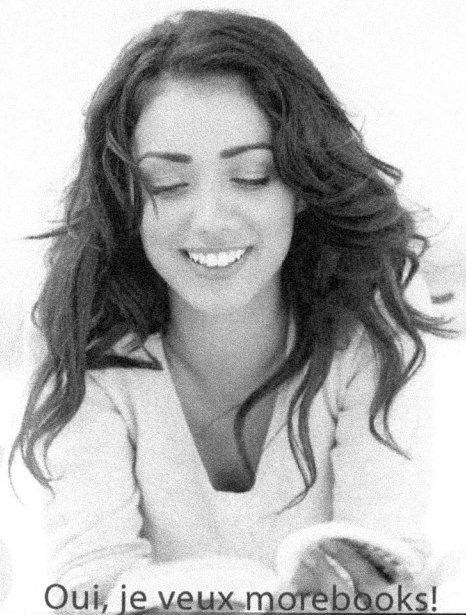

www.ingramcontent.com/pod-product-compliance
Lightning Source LLC
Chambersburg PA
CBHW021100210326
41598CB00016B/1278